Inhaltsverzeichnis

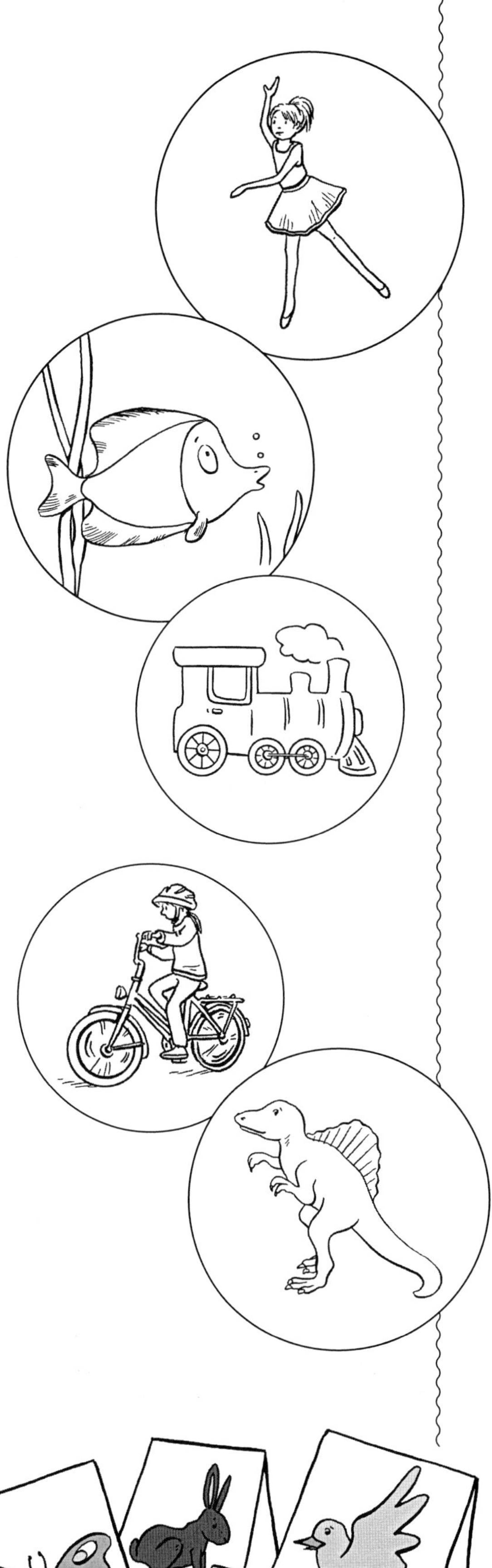

Vorwort

Mit dieser Übungssammlung soll auf spielerische Art und Weise, vorrangig bei sprachauffälligen Kindern, sowohl eine Sensibilisierung der taktil-kinästhetischen Wahrnehmung als auch eine Stärkung der orofacialen Muskulatur (den Mund und das Gesicht betreffende Muskulatur) erreicht werden.

Die fantasievollen Spiel- und Übungsideen eignen sich zur allgemeinen Verbesserung der Mundmotorik von Kindern im Vorschulalter, aber auch zur gezielten Förderung von Kindern, die Sprachauffälligkeiten (Dyslalie) aufweisen.

Die Puste-, Ansaug- und Mundangelübungen sind primär für die Einzeltherapie vorgesehen. Für alle Übungen dieser Materialsammlung gilt, dass diese gemeinsam mit der*dem Therapeut*in / Anleiter*in durchgeführt werden.

Durch die kindgerechten Illustrationen, den Spielcharakter und die abwechslungsreiche Abstimmung der Angebote auf verschiedene Themenbereiche besitzt diese Materialsammlung hohen Motivationscharakter.
Zu jeder Übung finden Sie einen Erzählanlass zur Einstimmung auf das Thema sowie alle nötigen Kopiervorlagen mit liebevoll gezeichneten Bildern.

Diese Übungssammlung richtet sich schwerpunktmäßig an Logopäd*innen und Sprachtherapeut*innen. Darüber hinaus sind auch Kolleg*innen angrenzender Berufsgruppen mit fachspezifischem Basiswissen angesprochen (beispielsweise Erzieher*innen im Kindergarten / in Kindertagesstätten). Es geht in besonderem Maße darum, die Kinder im motorischen, kognitiven und sprachlichen Entwicklungsbereich zu begleiten, zu fördern und herauszufordern.

Aus Gründen der besseren Lesbarkeit wird im weiteren Verlauf des Heftes der Begriff Therapeut / „Anleiter“ verwendet. Selbstverständlich sind stets alle Geschlechter angesprochen.

Viel Freude und Erfolg beim Einsatz dieser Materialsammlung wünscht Ihnen
Sonja Thoenes

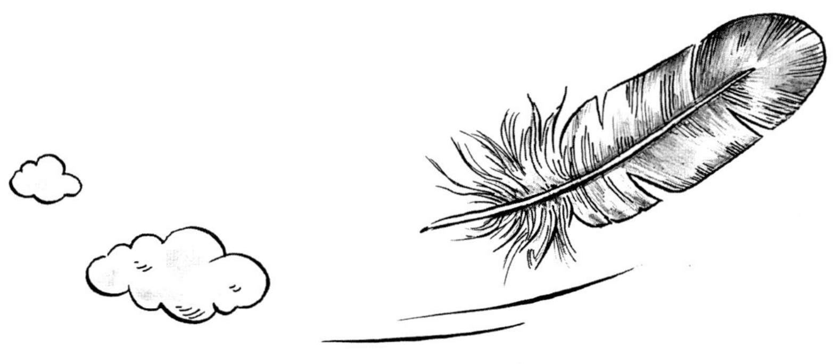

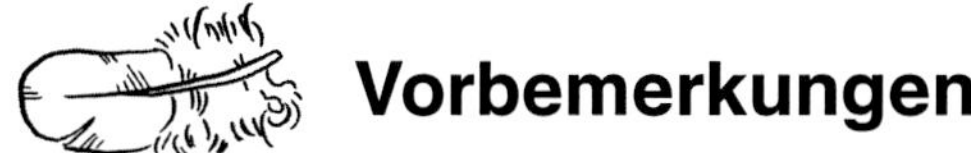

Vorbemerkungen

Die Praxis zeigt, dass bei sprachauffälligen Kindern häufig Schwächen im orofacialen Bereich (insbesondere Lippen-, Wangen- und Zungenmuskulatur) vorliegen.
Da sowohl das orofaciale Gleichgewicht als auch das Bewusstsein hierfür wesentliche Grundlagen zur physiologischen Artikulation von Lauten darstellen, sollen im Folgenden durch spielerische Übungen die Sensibilisierung und Stärkung der Mundmuskulatur gefördert werden.

Die Puste-, Ansaug- und Mundangelübungen stellen einen Teil der orofacialen Unterstützung bei sprachauffälligen Kindern dar und dienen daher zur Begleitung einer sprachtherapeutischen Behandlung. Sie können zur Auflockerung mit Sätzen wie „Das Auto saust in das Ziel.“ sprachlich begleitet werden (Beispiel s. Spielanleitung S. 6 mit dem Symbol). Dabei gibt der Anleiter dem Kind den Beispielsatz vor und fordert das Kind während der Übung auf, diesen jeweils vor der Übung zu übernehmen (artikulieren). Hierbei kommt es nicht vorrangig auf die exakte Wiedergabe, sondern möglichst auf die annähernd genaue Artikulation (an die Fähigkeiten des Kindes angepasst) des entsprechenden Ziellautes an.

Die Übungen können weiterhin einführend in Artikulationsübungen bzw. zusätzlich parallel zur Festigung eines bestimmten Lautes eingesetzt werden. Dazu werden im Anschluss an jede Übung Anregungen aufgeführt, die der Anleiter dem Kind vorgibt, zum Beispiel: mögliche Erweiterung zum Ziellaut /s/ „Mein Küken be**s**ucht da**s** gro**ß**e Huhn.“ (s. Spielanleitung S. 12). Dem Anleiter sind bei der Erweiterung keine Grenzen gesetzt und er kann diese nach eigenem Belieben auswählen und variieren.

Zu einem Spiel gehören stets eine Übungsanleitung, ein Ausschneidebogen für die Motive sowie ein Spielplan. Alle Teile eines Spieles können in einer Klarsichtfolie (oder in einem Umschlag) aufbewahrt werden. Dazu finden Sie auf den Bögen mit den Motiven eine zusätzliche Illustration, die Sie auf die Folie (oder auf den Umschlag) kleben können. Die Benennung der Übung sowie die dazu passende Illustration erleichtern die Zuordnung.

Da Hand- und Mundmotorik eng miteinander verwoben sind und eine Förderung der Fingermotorik eine Verbesserung der orofacialen Schwäche bewirken kann, laden die Bilder des Ausschneidebogens dazu ein, dass das Kind die Möglichkeit erhält, diese auszuschneiden. Außerdem kann das Kind sowohl den Spielplan als auch die Motive für die Übungen nach eigenen Vorstellungen ausmalen (bitte generell Buntstifte zur Verfügung stellen). Dadurch wird gleichzeitig die Artikulation unterstützt. Die Motive werden immer gemeinsam mit dem Anleiter ausgeschnitten. Dazu wird der Auschneidebogen zur Hälfte auseinandergeschnitten; das Kind darf sich eine Hälfte aussuchen, die andere wird von dem Anleiter ausgeschnitten. Anschließend wird ggf. gemeinsam ausgemalt. Eventuell ist es sinnvoll, die Teile für die Übungen vor dem Ausschneiden anzumalen. Die Spielvorlagen können auf normales, aber natürlich auch auf festeres Papier kopiert werden. Soll ein Motiv auf einem vorab aufgetragenen Klebepunkt abgelegt oder auf diesen gepustet werden, sollten Sie oder die Kinder die Motive nach der entsprechenden Platzierung kurz andrücken.

Für die Spiele können handelsübliche Trink- bzw. Knicktrinkhalme verwendet werden.

Wichtig ist,
- dass der Trinkhalm sich bei den Übungen immer in der Mitte der Lippen befindet (zur Gewährleistung des orofacialen Gleichgewichtes).
- dass der Trinkhalm nicht mit den Zähnen, sondern ausschließlich mit den Lippen gehalten wird.
- dass das Kind eine lockere Lippenspannung aufweist.
- dass auf eine ökonomische Atmung (nicht zu lang anhaltendes Pusten oder Ansaugen und zu schnelles Luftholen) geachtet wird, da es sonst zu einer Hyperventilation kommen kann.
- dass während der Übungen eine möglichst aufrechte Körperhaltung eingehalten wird (da ansonsten eine pathologische, also eine krankhafte bzw. fehlerhaft veränderte, Atmung erfolgen kann).

Allgemeine Hinweise zur Anwendung der Materialsammlung

- Vor jeder Übung kann der zu übende Ziellaut artikuliert werden. (Falls der zu übende Ziellaut dem Kind noch sehr schwerfällt, sollte man hiervon jedoch absehen, weil sich ansonsten die Frustrationen des Kindes auf die gewünschte Übung überträgt.)
- Bei den Mundangelübungen ist darauf zu achten, dass der Trinkhalm nur mit den Lippen (nicht mit den Zähnen) gehalten und der Trinkhalm (Mund-Angel) durch unterschiedliche Spannung der Lippenmuskulatur geführt wird.
- Die in den Übungen aufgeführten Ziellaute beziehen sich nur auf die Lautsprache (also wie der Laut im Wort gehört und ausgesprochen wird) und sind daher unabhängig von der Schriftsprache zu betrachten.
- Den Figuren können individuell Namen gegeben werden, die den Ziellaut enthalten, zum Beispiel bei dem Ziellaut /s/ „Susi".
- Bei der Anwendung von Übungen mit Beispielsätzen der speziellen Ziellaute muss sichergestellt sein, dass der entsprechende Ziellaut bereits angebahnt oder erlernt und sicher auf der Wortebene und mindestens ansatzweise bis auf der Satzebene vom Kind artikuliert/übertragen werden kann.
- Falls der Anleiter bemerkt, dass das Kind überfordert ist, und um einer Demotivation entgegenzuwirken, kann das jeweilige Spiel jederzeit unterbrochen und zu einem späteren Zeitpunkt wieder aufgenommen werden.
- Anstelle der vorgegebenen Motive können auch fertig ausgestanzte Motive (Streudeko) hinzugenommen werden. Dabei bitte darauf achten, dass die Motive größer sind als der Trinkhalmdurchmesser!
- Auf den Karten mit den Übungsanleitungen ist Platz für Notizen vorgesehen. Hier können individuell Merkpunkte eingetragen werden, die den Eltern für das Training der Übungen zu Hause mitgegeben werden können.
- Bei den Übungsanleitungen wurde generell der Begriff „Kleber" (Klebestift oder Flüssigkleber) verwendet.
- Im Anhang (s. S. 56) finden Sie einen 4-Wochen-Übungsplan für zu Hause, der den Eltern mitgegeben werden kann, um ein regelmäßiges Üben des Kindes kontrollieren zu können.

1. Pusteübungen / Ziele:

- Spannungsaufbau und Kräftigung der Lippenmuskulatur
- Förderung der Luftstromlenkung und Dosierung des Luftstromes
- Verbesserung der Geschicklichkeit von Lippen, Zunge, Wangen und Kiefer
- Vorbereitung der Lautbildung, die dosierte Luftstromabgabe erfordert (Frikative, z. B.: s, f, sch)
- Aufbau und Verbesserung des orofacialen Muskelgleichgewichtes

Beispiele für weitere Pusteübungen:
- Seifenblasen pusten
- Kerze ausblasen oder Flamme flackern lassen (dosiert pusten)
- Luftballon aufblasen (ggf. vorerst zur Erleichterung mit Rückstoßventil)
- Federn oder Wattebällchen pusten
- In die Trillerpfeife, Flöte, Mundharmonika etc. blasen.
- Mit dem Trinkhalm in ein leicht gefülltes Wasserglas pusten.

2. Ansaugübungen / Ziele:

- Aktivierung des Zwerchfellmuskels
- Tonisierung und Kräftigung der Wangen-, Lippen- und Zungenmuskulatur
- Kräftigung und Stärkung des Gaumens und des Gaumensegels
- Vorbereitung zur Lautbildung der dritten Artikulationszone (g, k, r, ch_2)
- Aktivierung der gesamten orofacialen Muskulatur

Möglichkeiten zum Erlernen des Ansaugens:
- Zwei Gläser aufstellen, eines mit Flüssigkeit, das andere mit Papierschnipseln füllen.
  In beiden Gläsern befindet sich ein Trinkhalm.
  Das Kind erst etwas Flüssigkeit mit dem Trinkhalm trinken lassen. Direkt im Anschluss sollte das Kind im anderen Glas einen Papierschnipsel mit dem Trinkhalm ansaugen und kurz halten.
  Diese Übung mehrmals mit kurzen Entspannungsphasen im Wechsel durchführen.
- Alternative: Einen Pappbecher an den Mund ansaugen und halten lassen.

3. Mundangelspiele / Ziele:

- Kräftigung der Lippenmuskulatur
- Förderung der Nasenatmung
- Förderung des Mundschlusses

Beispiele für weitere Mundangelspiele:
- Die Kärtchen oder Motive (z. B. Fische …) mit einer auseinandergebogenen Büroklammer befestigen und auf dem Tisch verteilen – versuchen, diese mit dem Stohhalm zu „angeln".
- Die Wattekugel mit Knicktrinkhalm durch einen Parcours von Bauklötzen o. Ä. schieben.
- Hochheben mit Hilfe der Mundangel unterschiedlich schwerer Gegenstände (z. B. Spielfigur, Stift …), die mit einer Schnur und Schlaufe befestigt werden – Variation der Zeitspanne als Erhöhung des Schwierigkeitsgrades.

Heute geht es zum großen Autorennen am Rande der Stadt. Schauen wir mal, wer den Siegerpokal bekommt.

- Die Spielfiguren werden ausgeschnitten. Jeder bekommt sechs Spielfiguren, die an der Falzlinie geknickt werden. Das Spielfeld kann in der Mitte auseinander geschnitten werden, sodass jeder ein Spielfeld hat. Das Zielfeld wird an der fett gedruckten Linie ausgeschnitten und an der gestrichelten Linie nach oben gefalzt (s. Skizze).
- Die Spielfigur wird jeweils auf das Startfeld (Pfeil) gestellt.
- Es wird abwechselnd in das Ziel gepustet (ggf. mit Hilfe eines Trinkhalms). Fällt die Spielfigur dabei um, ist der andere Spieler an der Reihe.

Das Spiel wird sprachlich begleitet, zum Beispiel mit **„Mein Auto fährt ins Ziel." …**

Mögliche sprachliche Begleitung / Betonung für die Übung spezieller Ziellaute:

– bei dem Ziellaut **/s/**: „Da**s** Auto **s**au**s**t in**s** **Z**iel."
– bei dem Ziellaut **/ch/**: „I**ch** puste das Auto ins Ziel."
– bei dem Ziellaut **/f/**: „Der Rennwagen **f**ährt durch das Ziel."
– bei dem Ziellaut **/r/**: „De**r** **R**ennwagen fäh**r**t du**r**ch das Ziel."

Material: Vorlagen – Schere – Trinkhalme

Notiz

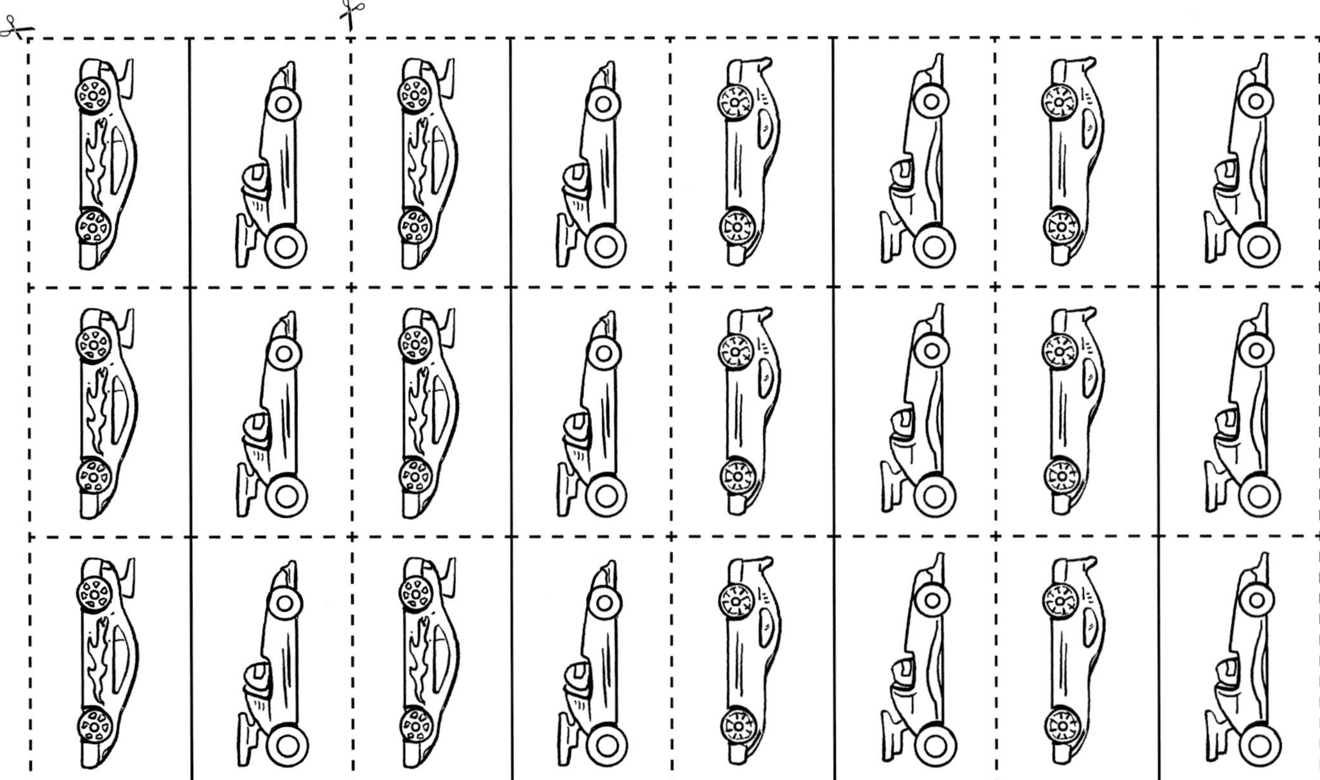

Rennautospiel

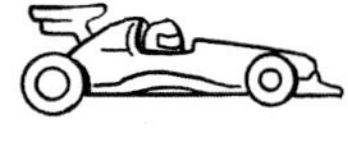

BVK • Sonja Thoenes: Mundmotorik-Training rund um die Zischlaute & Co.

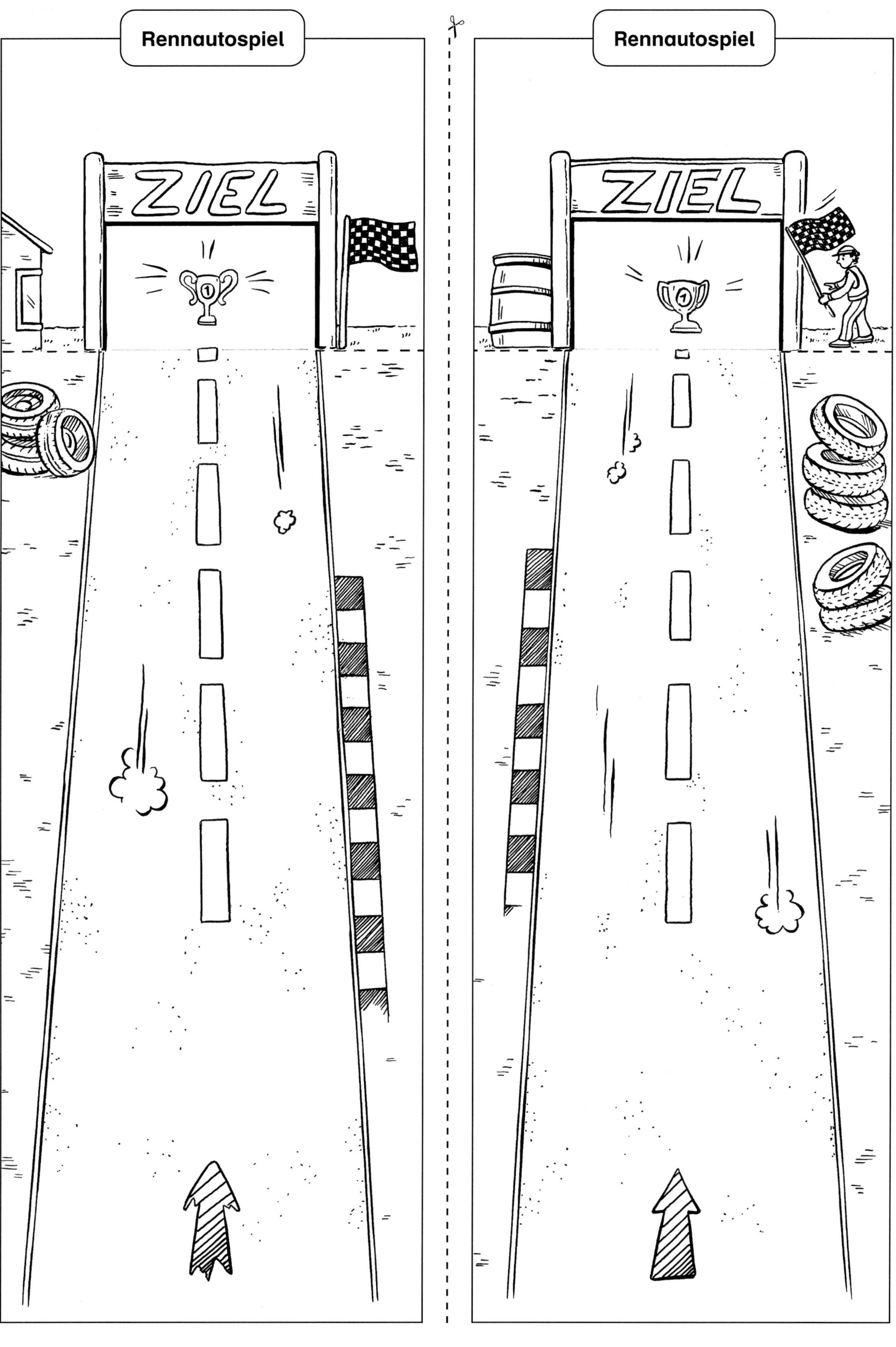
Rennautospiel
ZIEL
1
Rennautospiel
ZIEL
1

Die kleinen Ballerinen möchten bei der großen Tänzerin neue Tanzschritte lernen. Dazu kommen sie zu ihr auf die große Bühne.

Die Ballerinen ausschneiden und zu gleicher Anzahl aufteilen. Es wird abwechselnd gewürfelt. Entsprechend der Augenzahl werden die Tänzerinnen nacheinander mit dem Trinkhalm angesaugt und auf der Bühne abgelegt.

Das Spiel wird sprachlich begleitet, zum Beispiel mit **„Drei Tänzerinnen gehen auf die Bühne.“ …**

Mögliche sprachliche Begleitung / Betonung für die Übung spezieller Ziellaute:

– bei dem Ziellaut **/s/:** „Vier Tän**z**erinnen tan**z**en mit der gro**ß**en Ballerina.“
– bei dem Ziellaut **/sch/:** „Drei Tänzerinnen lernen neue Tanz**sch**ritte.“
– bei dem Ziellaut **/ch/:** „Zwei Tänzerinnen mö**ch**ten auf die Bühne.“
– bei dem Ziellaut **/g/:** „Eine Ballerina **g**eht zur **g**roßen Tänzerin.“

Material: Vorlagen – Schere – Würfel – Trinkhalme

Notiz

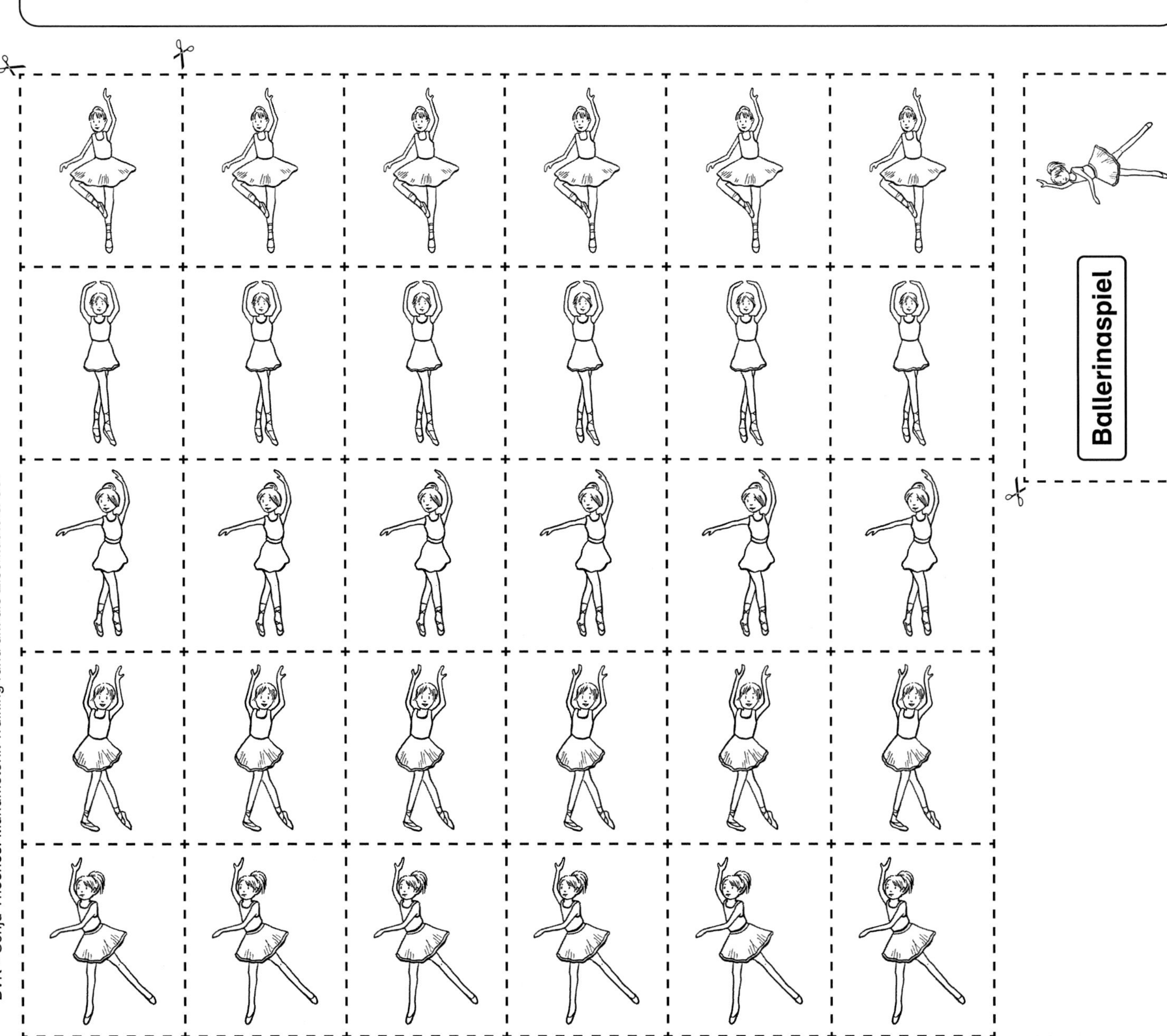

Ballerinaspiel

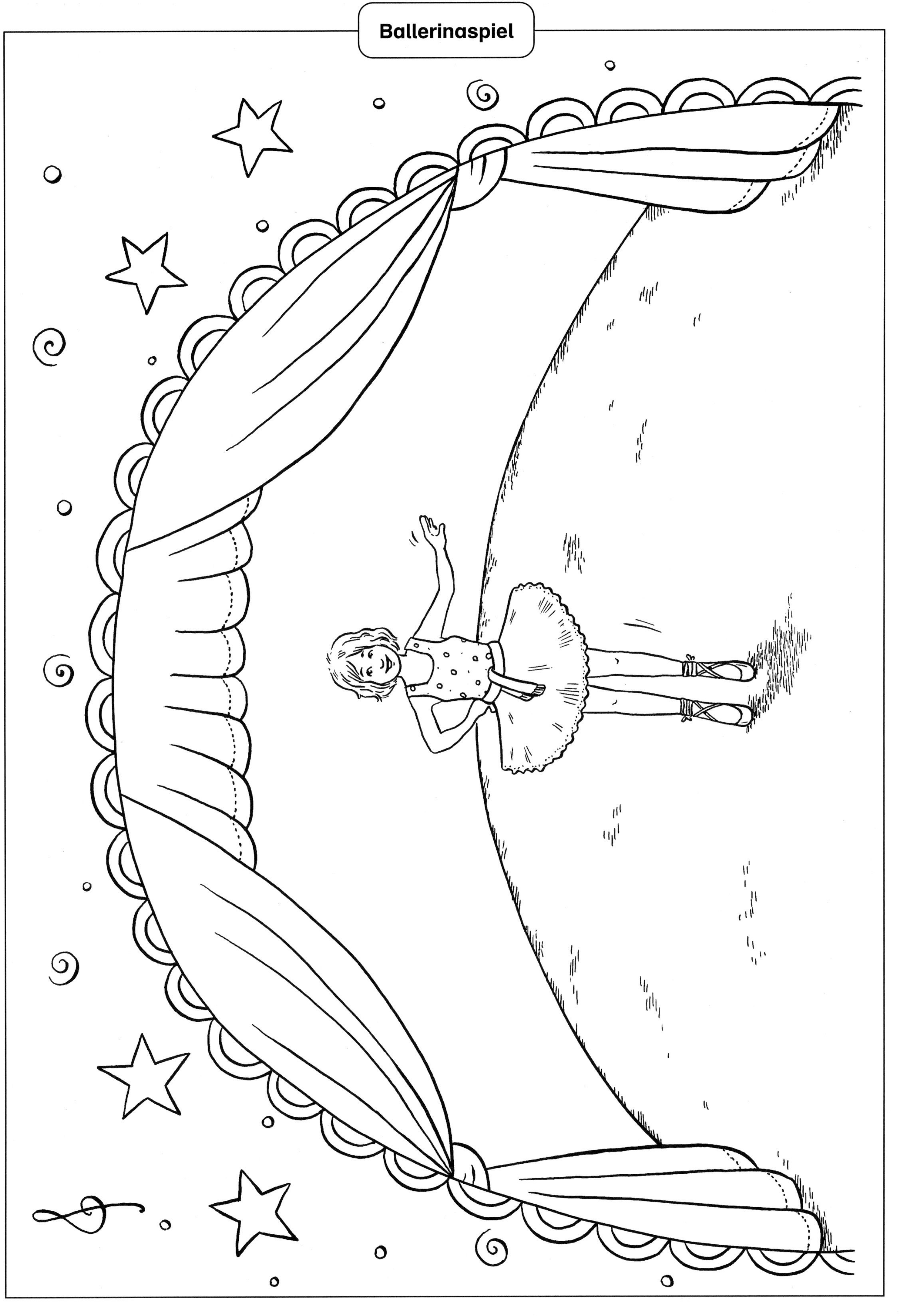

Die frechen Hasen lieben es, sich rund um das Haus zu verstecken! Wir können ja würfeln und ein paar Verstecke für sie aussuchen.

- Die Hasen ausschneiden und zu gleicher Anzahl aufteilen.
- Nun abwechselnd würfeln und entsprechend der Augenzahl einen Hasen mit dem Trinkhalm ansaugen und neben dem entsprechenden Würfelbild ablegen.
- Bei jedem Würfelbild dürfen nur maximal zwei Hasen abgelegt werden – dann ist das Versteck voll. In diesem Fall muss man aussetzen und der andere Spieler ist an der Reihe.

Das Spiel wird sprachlich begleitet, zum Beispiel mit **„Der Hase versteckt sich vor dem Haus / neben dem Zaun.“ ...**

Mögliche sprachliche Begleitung / Betonung für die Übung spezieller Ziellaute:

– bei dem Ziellaut **/s/:** „Der Ha**s**e versteckt **s**ich unter dem Hühnerstall.“
– bei dem Ziellaut **/sch/:** „Mein Hase ver**st**eckt sich **sch**nell vor dem Bu**sch.**“
– bei dem Ziellaut **/ch/:** „**Ich** verstecke den fre**ch**en Hasen neben dem Zaun.“
– bei dem Ziellaut **/k/:** „Mein Hase **k**ann sich unter dem Baum verste**ck**en.“

Material: Vorlagen – Schere – Würfel – Trinkhalme

Notiz

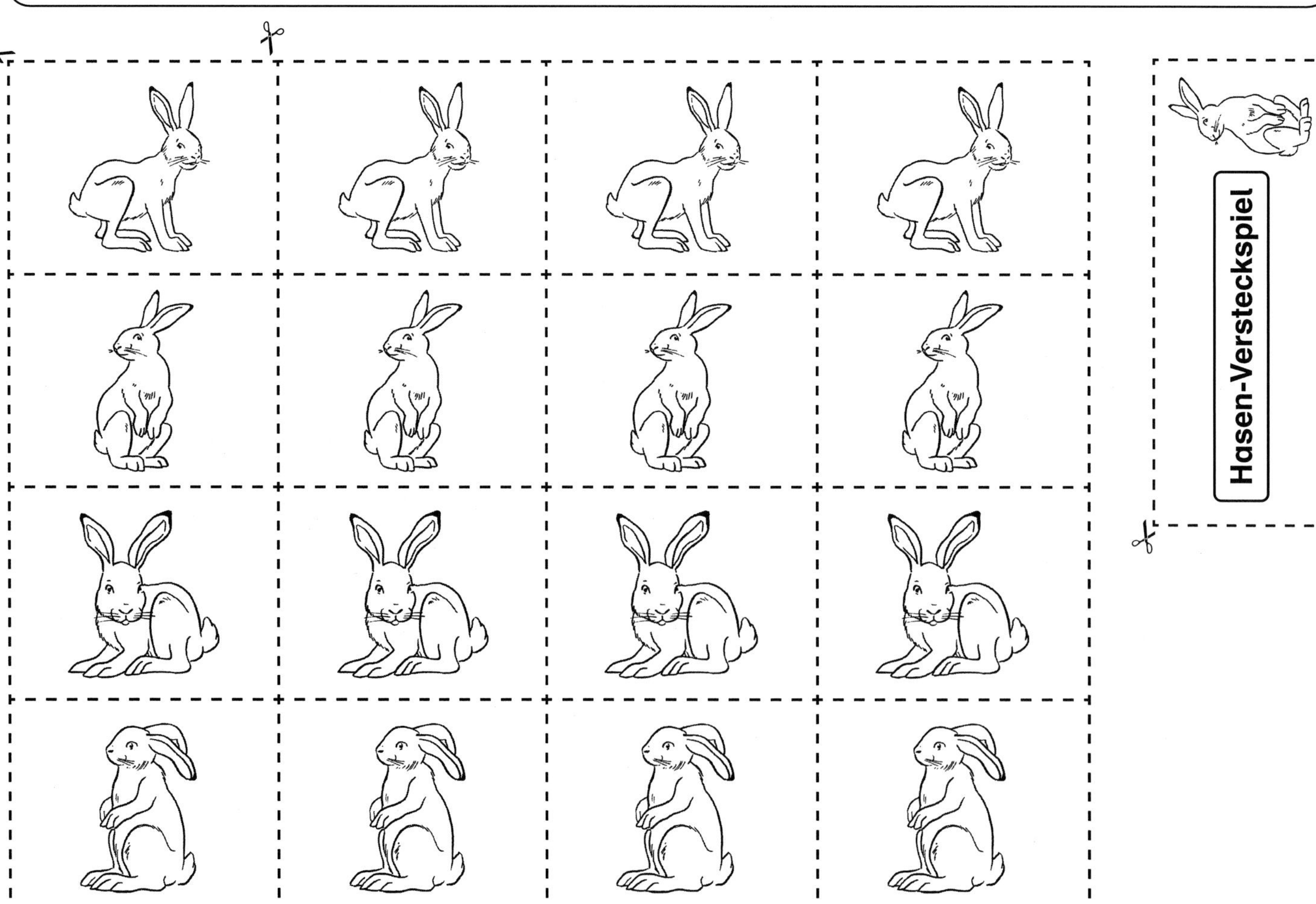

Hasen-Versteckspiel

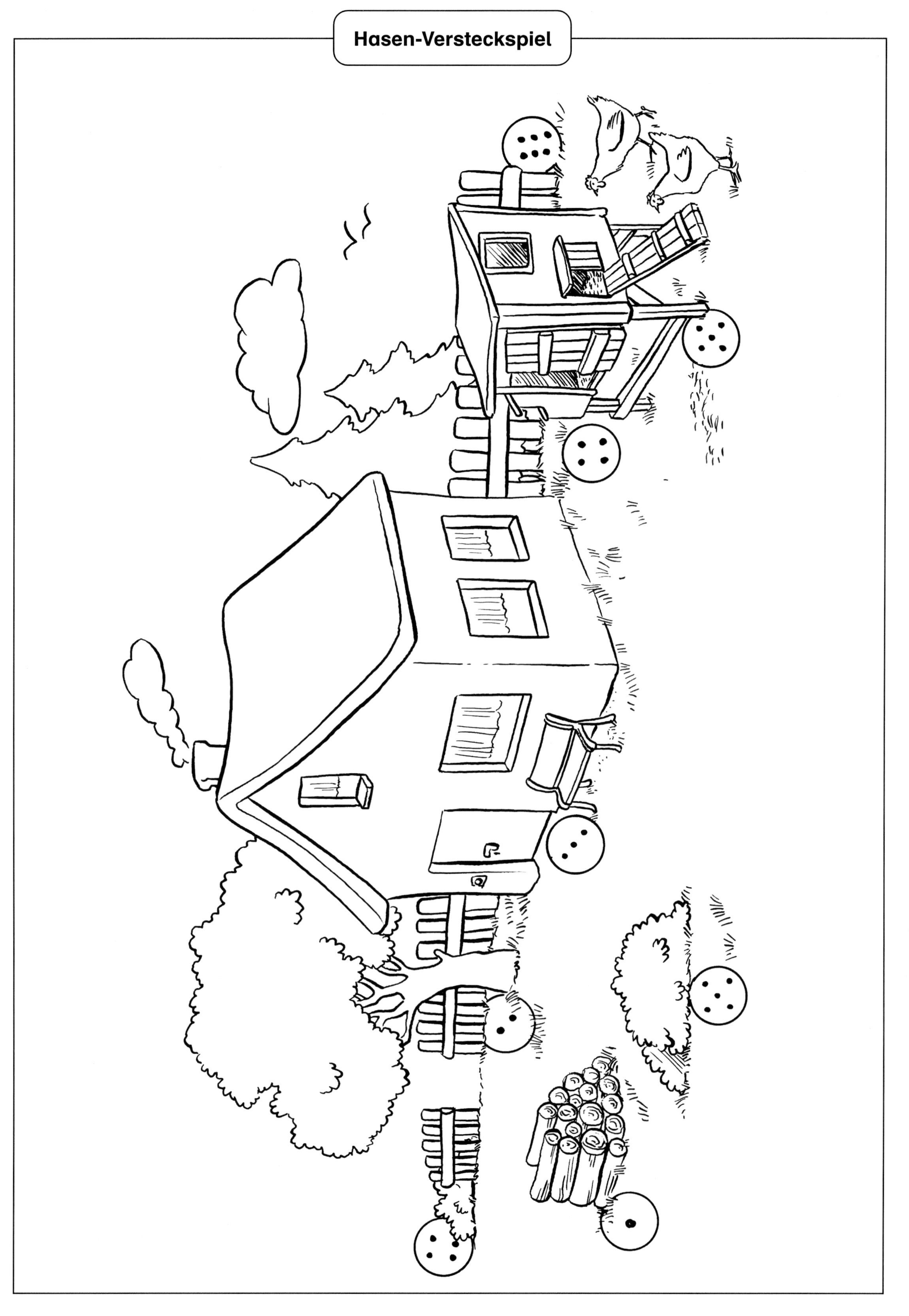

Heute ist schönes Wetter und die kleinen Küken möchten vom Stall zum großen Huhn auf die Wiese laufen.

- Die Küken und die Spielfiguren werden ausgeschnitten. Jeder Spieler bekommt 5 Küken, die er vor sich ablegt. Ebenso erhält er eine Spielfigur. Diese wird jeweils auf das Startfeld (Hühnerstall) gelegt.
- Es wird abwechselnd gewürfelt und entsprechend der Augenzahl vorwärts gezogen. An der Eierschale angekommen, wird ein Küken mit dem Trinkhalm angesaugt und beim großen Huhn auf der Wiese abgelegt. Anschließend wird die Spielfigur wieder auf das Startfeld zurückgestellt und es wird von Neuem gewürfelt.
- Wird eine 3 gewürfelt, darf man direkt zur Eierschale vorziehen.

Das Spiel wird sprachlich begleitet, zum Beispiel mit **„Mein Küken besucht das Huhn.“ …**

Mögliche sprachliche Begleitung / Betonung für die Übung spezieller Ziellaute:

– bei dem Ziellaut **/s/:** „Mein Küken be**s**ucht da**s** gro**ß**e Huhn.“
– bei dem Ziellaut **/ch/:** „I**ch** setze mein Küken auf die Wiese.“
– bei dem Ziellaut **/f/:** „Mein Küken läu**f**t auf die Wiese.“
– bei dem Ziellaut **/k/:** „Mein **k**leines **K**ü**k**en **k**ommt zum großen Huhn.“

Beim Vorwärtsziehen kann auch zusätzlich bei jedem Schritt der zu erlernende Ziellaut artikuliert werden.

Material: Vorlagen – Schere – Würfel – Trinkhalme

Notiz

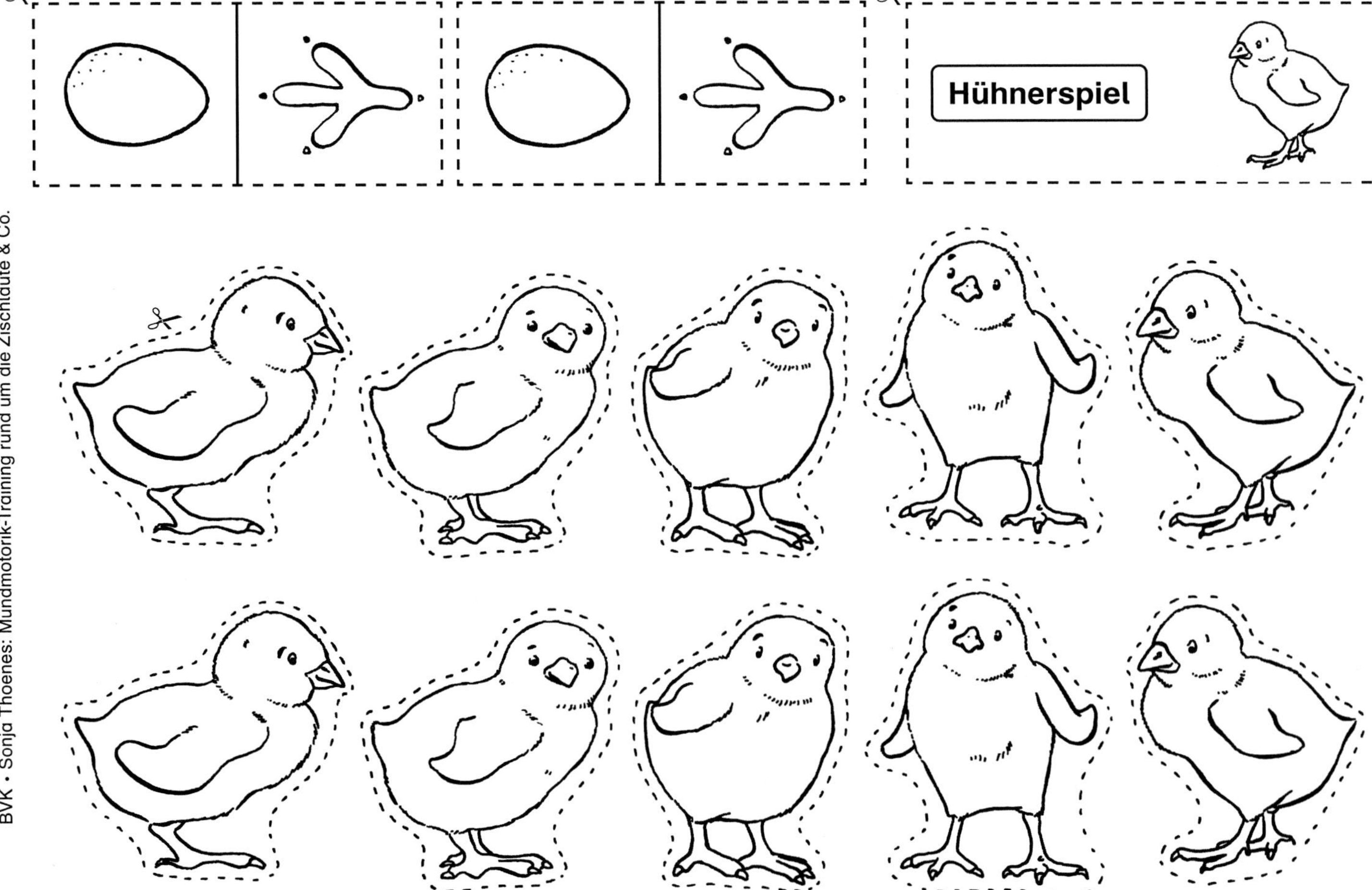

Hühnerspiel

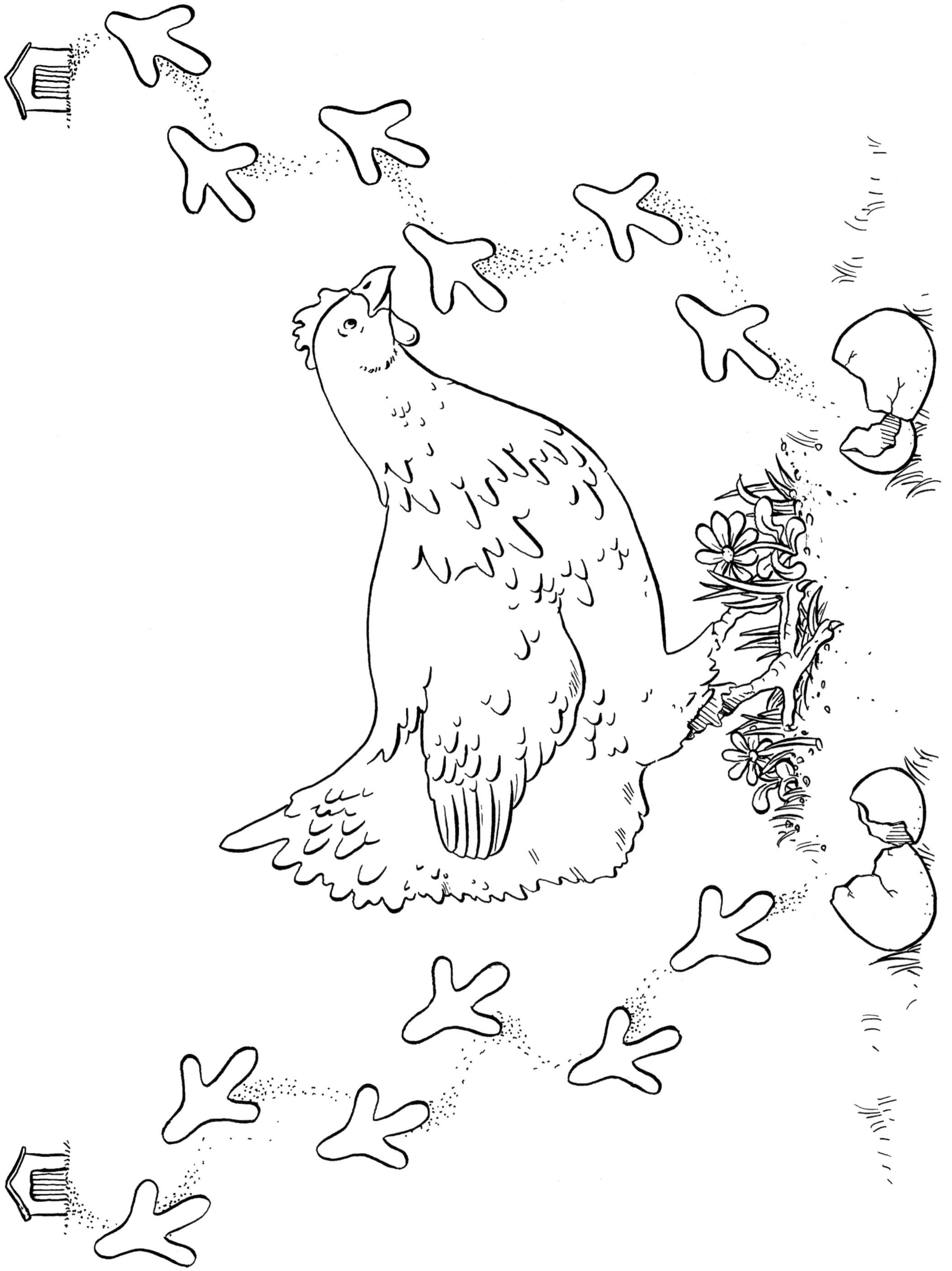

Die Leute aus Haltestadt warten an der Bushaltestelle auf den Bus. Als er hält, steigen sie alle ein.

Busspiel

Die Kärtchen werden ausgeschnitten und jeder erhält 6 Kärtchen (entweder mit den Kreis- oder den Viereckwürfelbildern). Jeder sucht sich eine Seite aus, an der seine Figuren warten möchten. Die Kärtchen werden an der Falzlinie geknickt und aufgestellt. Es wird abwechselnd gewürfelt. Entsprechend der Augenzahl wird die Figur mit dem kurzen Ende des Knicktrinkhalmes hochgehoben (Mundangel) und an dem passenden Würfelbild an der Bushaltestelle abgelegt.

Das Spiel wird sprachlich begleitet, zum Beispiel mit **„Die Frau wartet auf den Bus."** ...

Mögliche sprachliche Begleitung / Betonung für die Übung spezieller Ziellaute:

- bei dem Ziellaut **/s/:** „Der Junge wartet auf den Bu**s**."
- bei dem Ziellaut **/sch/:** „Die Frau **st**eigt in den Bus."
- bei dem Ziellaut **/f/:** „Der Mann **f**ährt mit dem Bus."
- bei dem Ziellaut **/g/:** „Das Mädchen stei**g**t **g**leich in den Bus."

Material: Vorlagen – Schere – Würfel – Knicktrinkhalme

Notiz

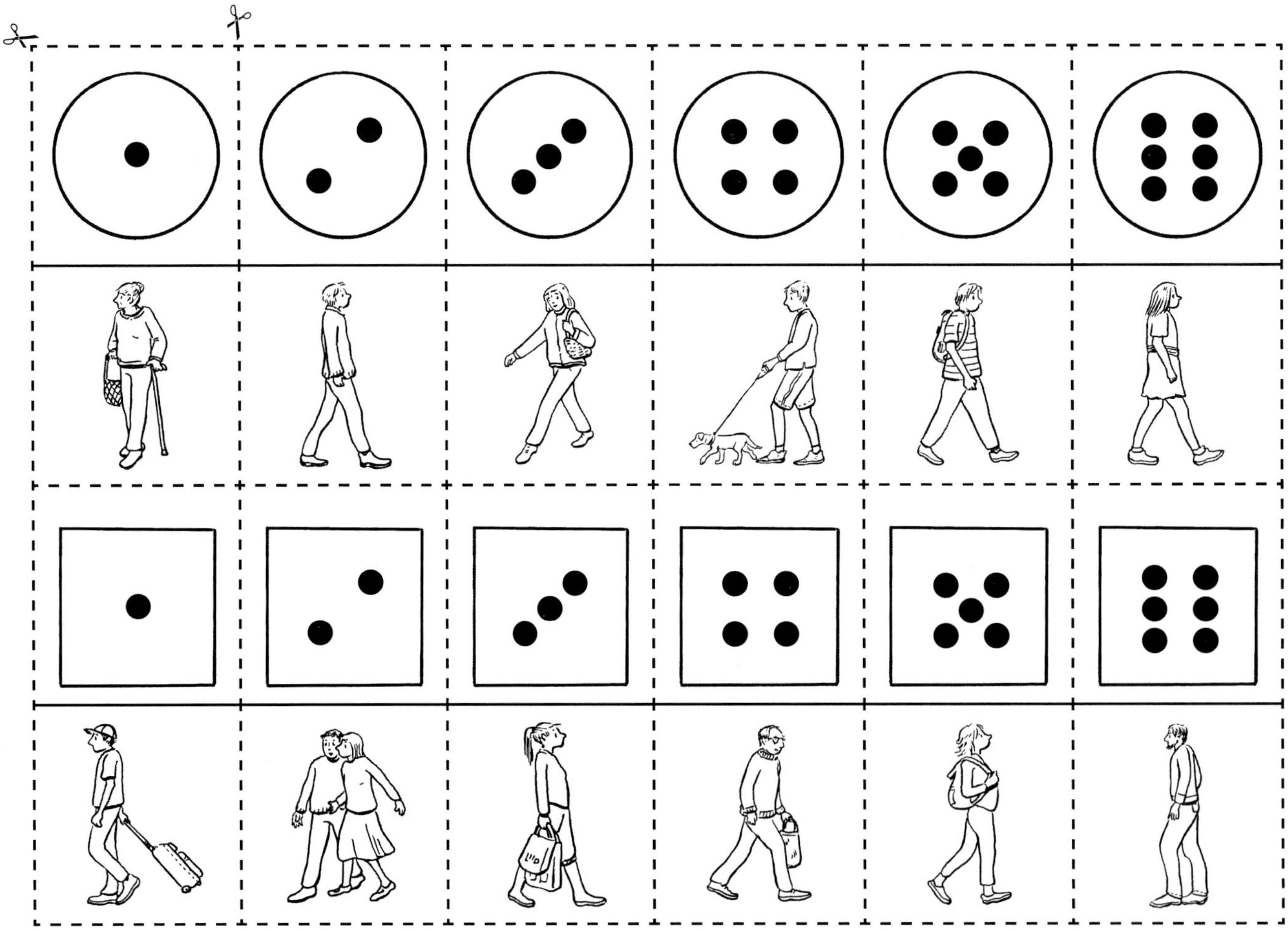

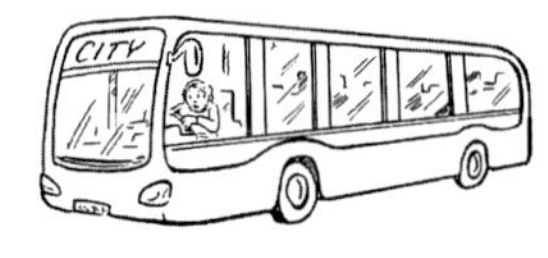

Busspiel

Busspiel

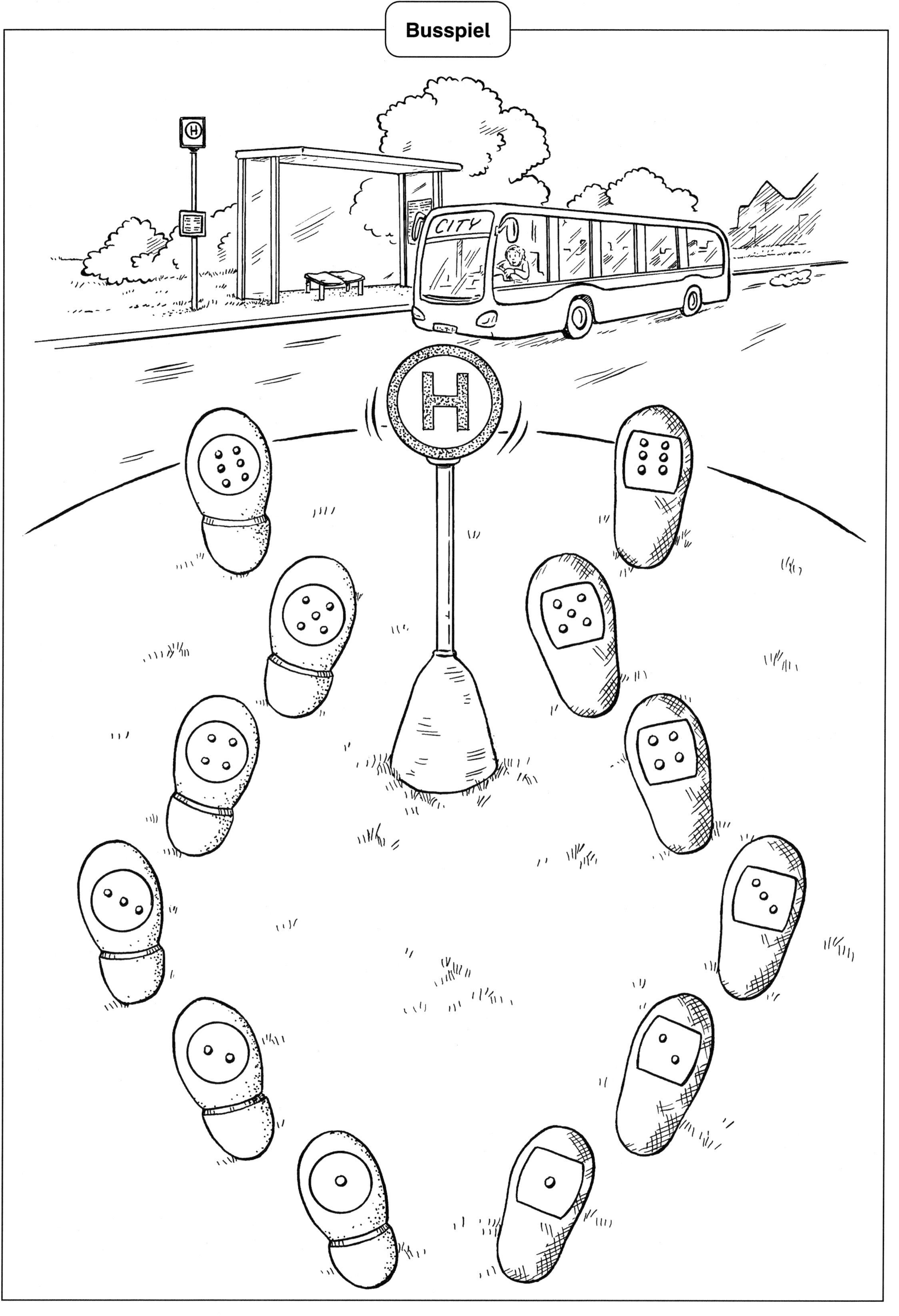

Die Fische im Meer pusten kleine Luftblasen ins Wasser.

- Luftblasen ausschneiden und zu gleicher Zahl aufteilen. (Es kann alternativ auch großes Konfetti genommen werden.) Nun abwechselnd würfeln. Entsprechend der Augenzahl eine Luftblase mit dem Trinkhalm ansaugen und neben dem entsprechenden Fisch / Seepferdchen ablegen.
- Bei jedem Würfelbild dürfen nur maximal 3 Luftblasen abgelegt werden. In diesem Fall muss man aussetzen und der andere Spieler ist an der Reihe.

Das Spiel wird sprachlich begleitet, zum Beispiel mit **„Der Fisch pustet eine Luftblase ins Wasser.“ ...**

Mögliche sprachliche Begleitung / Betonung für die Übung spezieller Ziellaute:

– bei dem Ziellaut **/ s /:** „Der Fisch pu**s**tet eine Luftbla**s**e in**s** Wa**ss**er.“
– bei dem Ziellaut **/ sch /:** „Mein Fi**sch** pustet die Luftblase ins Wasser.“
– bei dem Ziellaut **/ ch /:** „I**ch** lege eine Luftblase neben den Fisch.“
– bei dem Ziellaut **/ f /:** „Der **F**isch bekommt ein Lu**f**tblase.“

Material: Vorlagen – Schere – Würfel – Trinkhalme – evtl. großes Konfetti

Notiz

Fischspiel

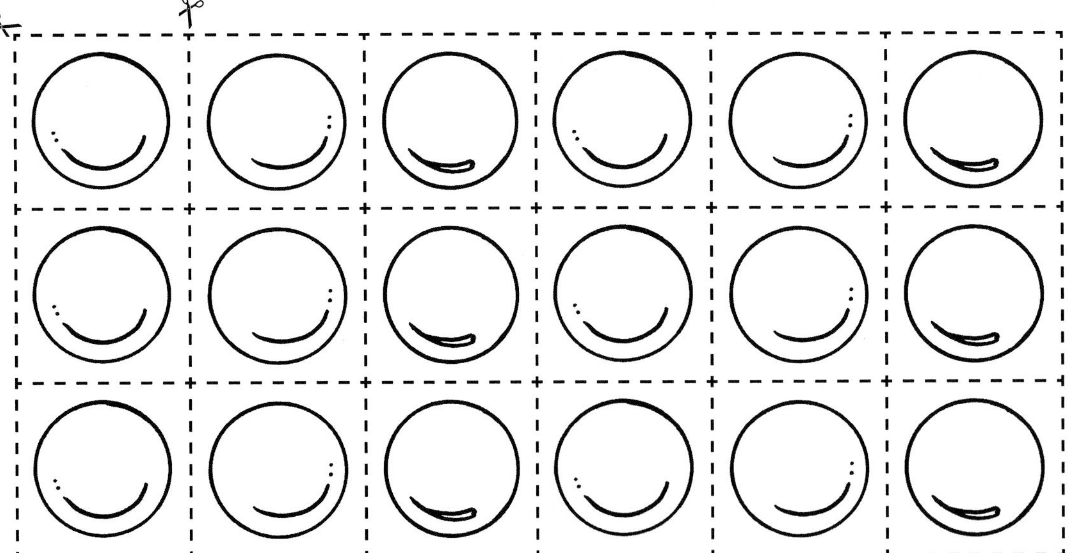

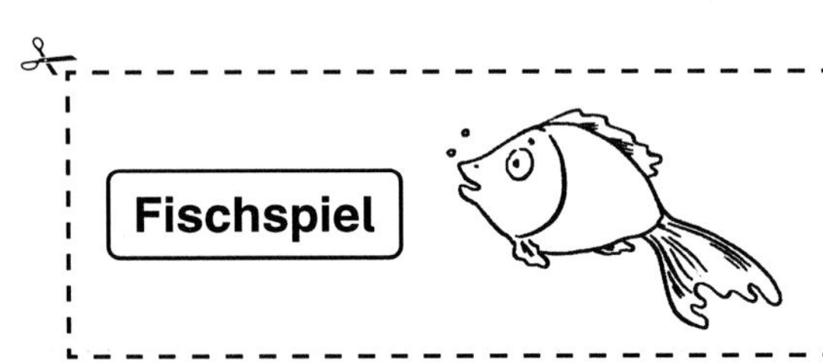

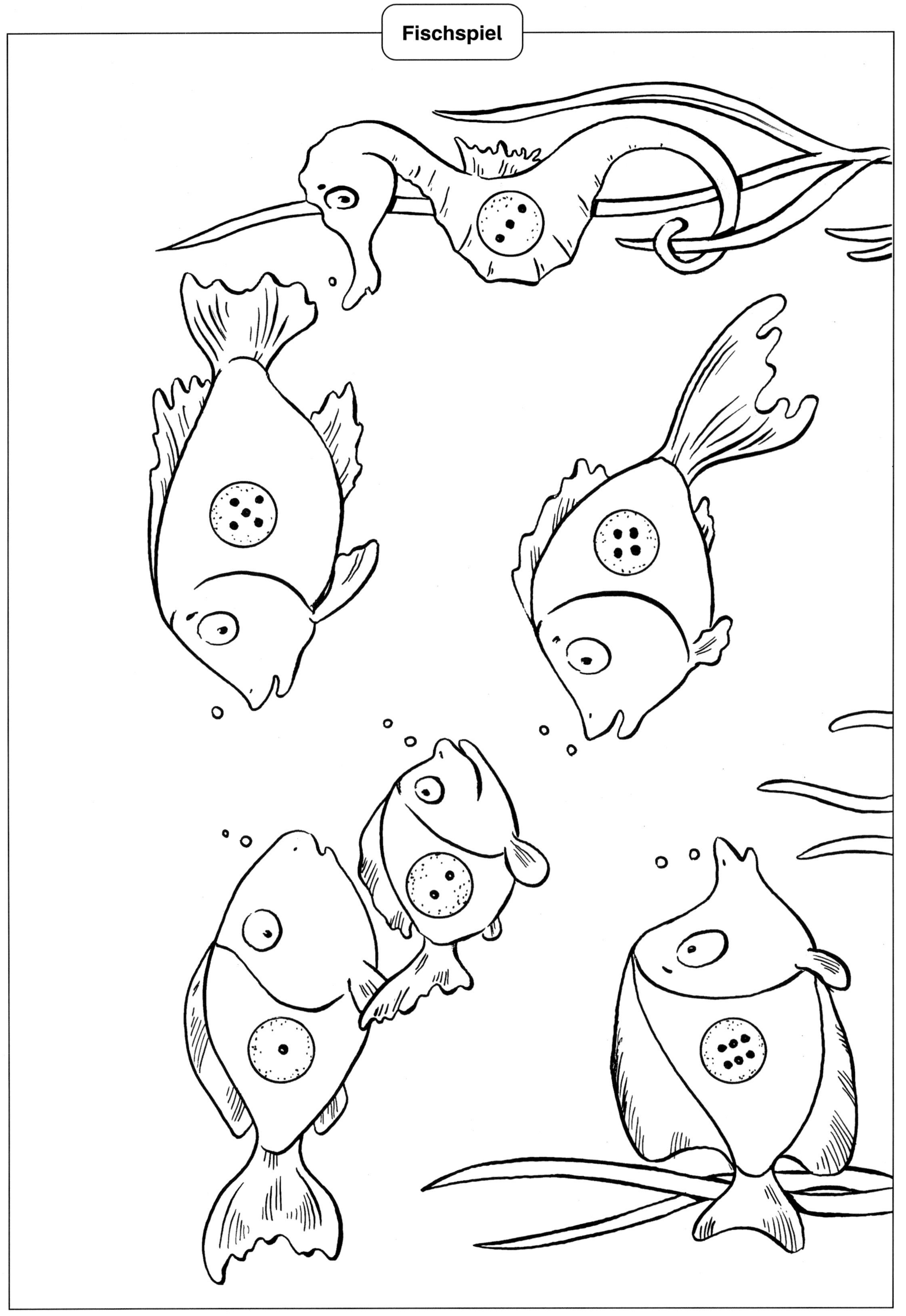
Fischspiel

Heute gestalten wir eine schöne Blumenwiese mit vielen bunten Blumen.

- Die Blüten werden ausgeschnitten und das Kind legt diese neben dem Spiel ab.
- Der Therapeut / Anleiter bestreicht einen Punkt auf dem Spielplan mit Kleber. Das Kind sucht sich eine Blüte aus, saugt diese mit dem Trinkhalm an und legt sie auf den zuvor bestrichenen Punkt.

Das Spiel wird sprachlich begleitet, zum Beispiel mit **„Auf der Wiese blüht eine schöne Blume." …**

Mögliche sprachliche Begleitung / Betonung für die Übung spezieller Ziellaute:

– bei dem Ziellaut **/ s /:** „Ich **s**ehe eine Blume auf der Wie**s**e."
– bei dem Ziellaut **/ sch /:** „Eine **sch**öne Blume **st**eht auf der Wiese."
– bei dem Ziellaut **/ ch /:** „**Ich** lege eine Blume auf die Wiese."
– bei dem Ziellaut **/ g /:** „Ich le**g**e eine Blüte an den Sten**g**el."

Material: Vorlagen – Schere – Kleber – Trinkhalme

Notiz

Blumenwiesespiel

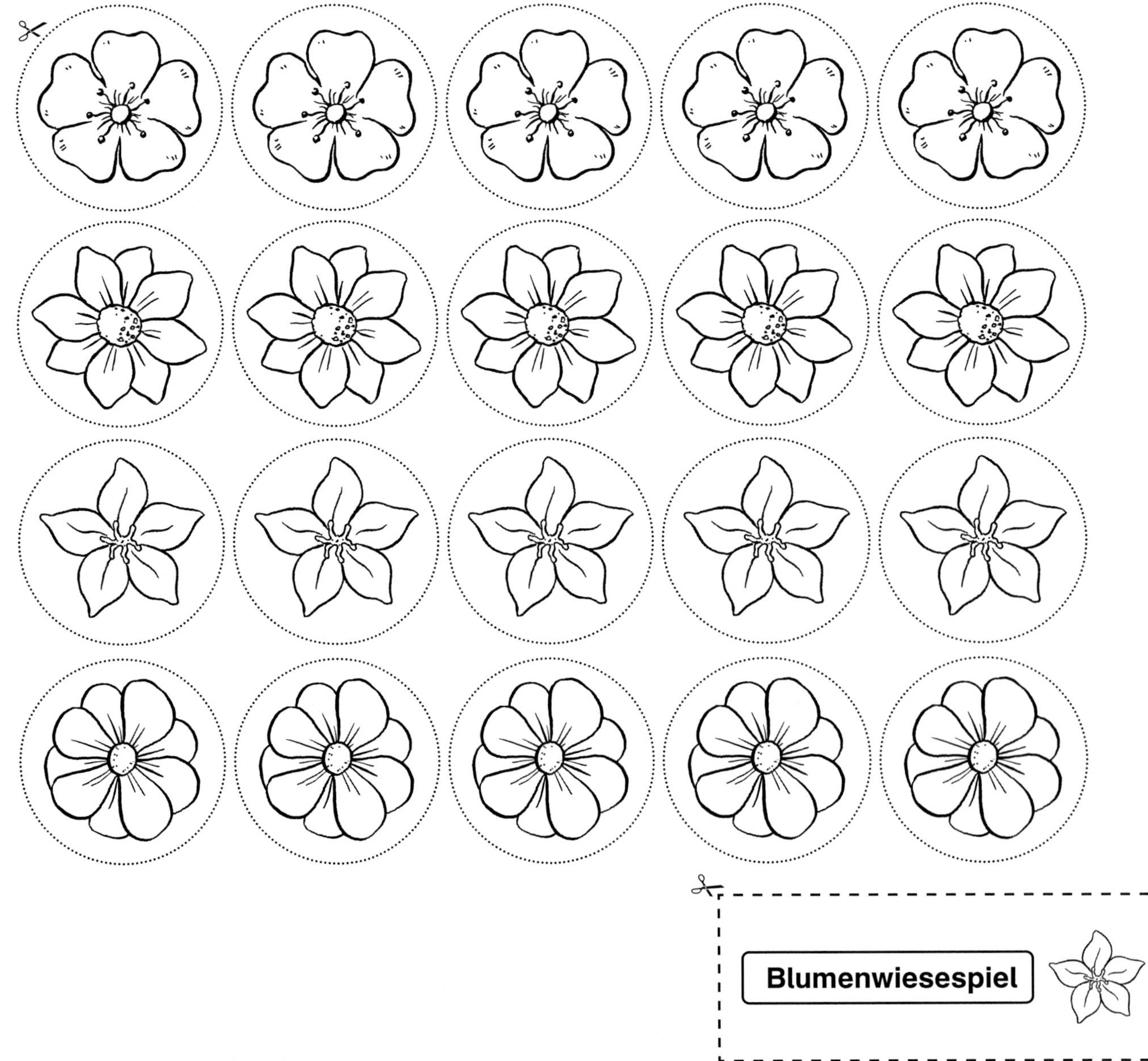

Blumenwiesespiel

Blumenwiesenspiel

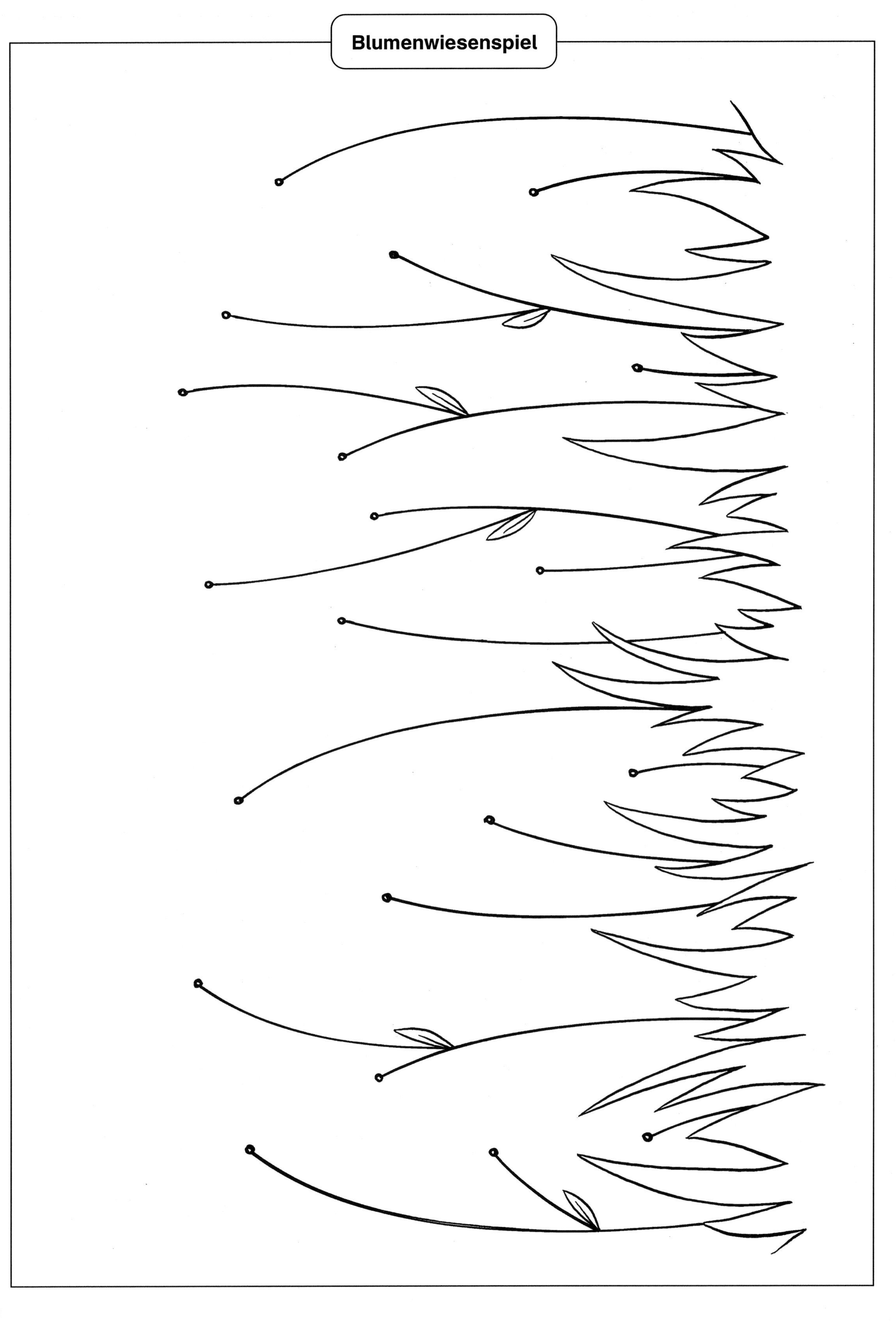

Heute findet eine Regatta statt, bei der das schnellste Segelboot zur Boje auf dem Wasser fährt.

- Die Segelboote werden ausgeschnitten, an der Falzlinie geknickt und zu gleicher Anzahl (Würfelpunkte von 1 bis 6) aufgeteilt. Das Spielfeld kann in der Mitte auseinander geschnitten werden, sodass jeder Spieler eine Hälfte bekommt. Die Boje auf dem Spielfeld wird an der gestrichelten Linie ausgeschnitten und an der durchgehenden waagerechten Linie gefalzt und hochgeklappt.
- Es wird abwechselnd gewürfelt. Entsprechend der Augenzahl wird ein Segelboot vom Anlegepunkt unten aus zur Boje gepustet.
- Fällt das Segelboot beim Pusten um, setzt man aus und der andere Spieler ist an der Reihe.

Das Spiel wird sprachlich begleitet, zum Beispiel mit **„Mein Segelboot fährt zur Boje.“ ...**

Mögliche sprachliche Begleitung / Betonung für die Übung spezieller Ziellaute:

– bei dem Ziellaut **/s/:** „Mein **S**egelboot **s**egelt **z**ur Boje.“
– bei dem Ziellaut **/f/:** „Das Segelboot **f**ährt zur Boje.“
– bei dem Ziellaut **/ch/:** „**Ich** puste das Segelboot zur Boje.“
– bei dem Ziellaut **/g/:** „Mein Se**g**elboot se**g**elt **g**leich zur Boje.“

Material: Vorlagen – Schere – Trinkhalme

Notiz

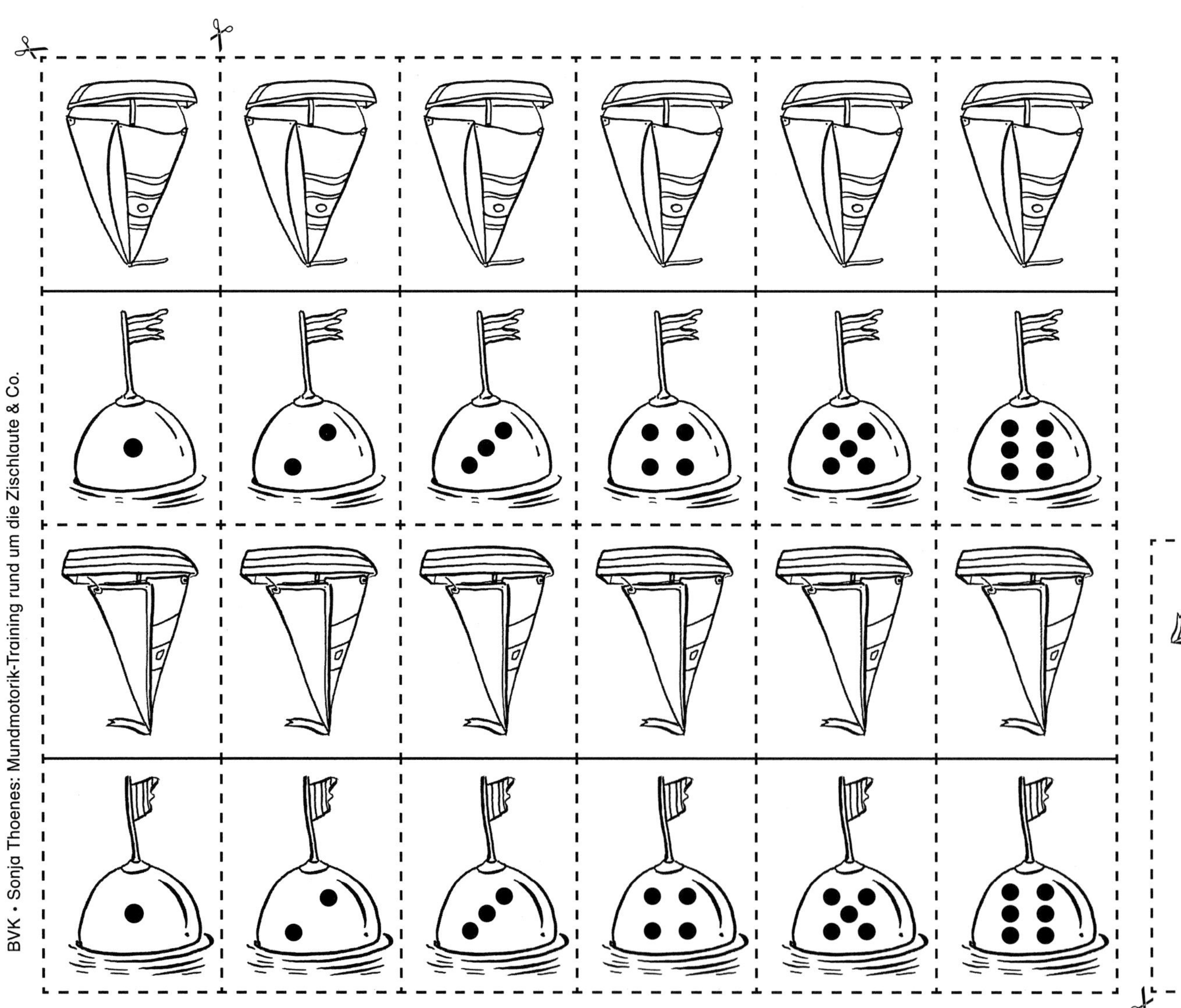

Segelbootspiel

Segelbootspiel

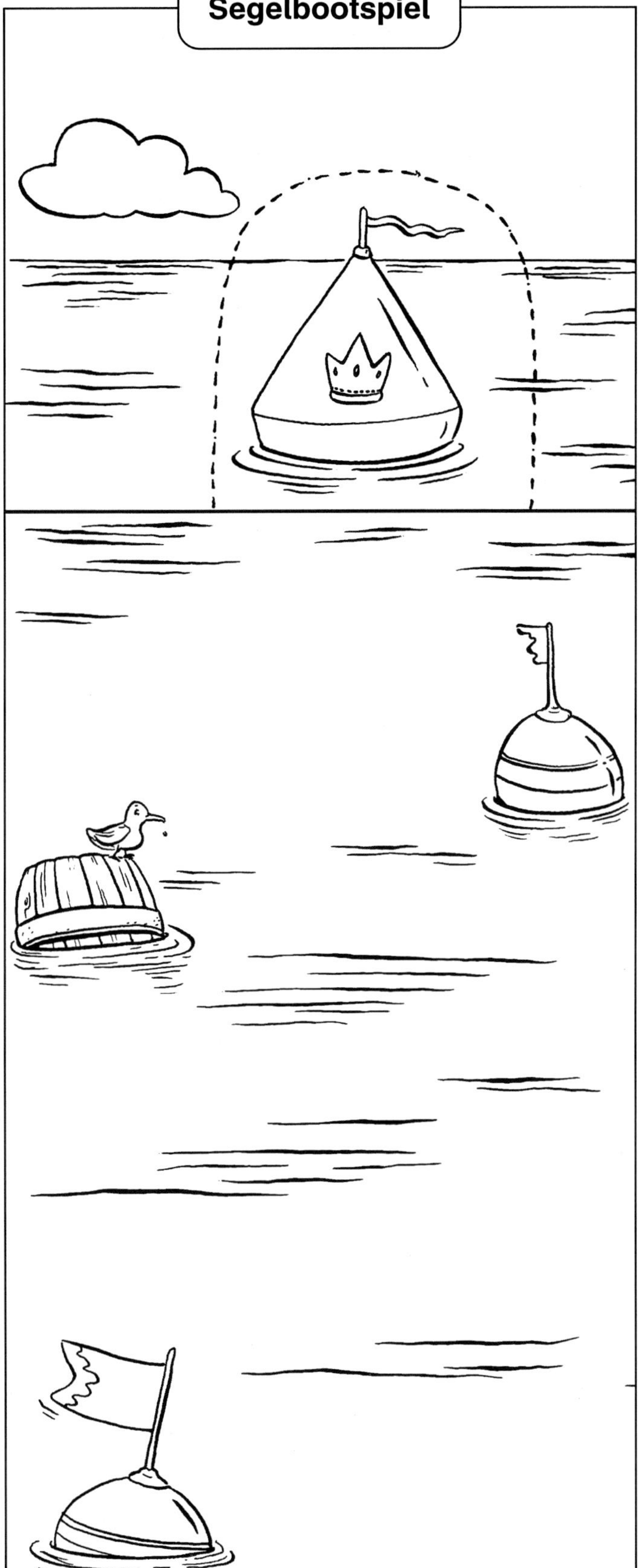

Segelbootspiel

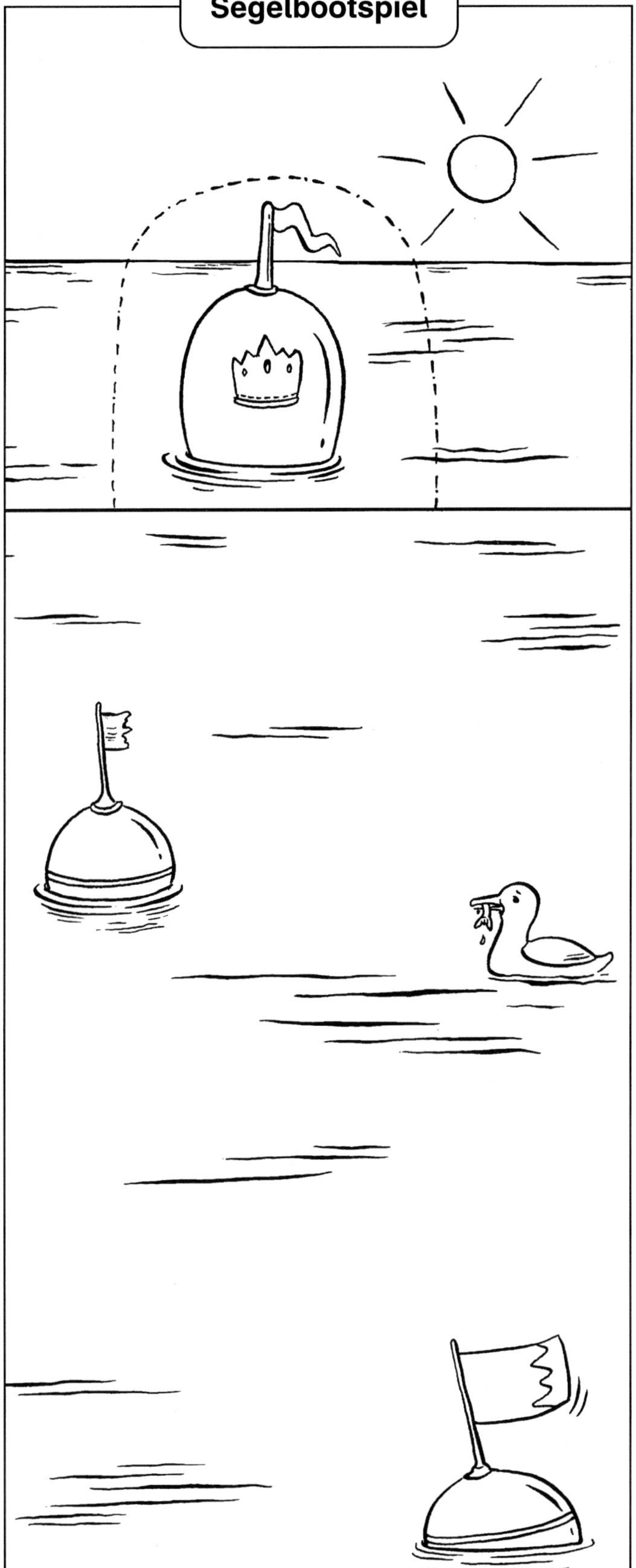

Die Sonne scheint und die Bienen und Schmetterlinge fliegen zur Blume auf der großen Bergwiese.

- Die Bienen und Schmetterlinge ausschneiden, an der Falzlinie knicken, aufstellen und zu gleicher Anzahl aufteilen. Es wird abwechselnd gewürfelt.
- Ein Insekt mit der entsprechenden Augenzahl wird mit dem kurzen Ende des Knicktrinkhalmes hochgehoben (Mundangel) und auf dem zugehörigen Würfelpunktbild auf der Blume abgesetzt.

Das Spiel wird sprachlich begleitet, zum Beispiel mit **„Mein Schmetterling fliegt auf die Blume.“ …**

Mögliche sprachliche Begleitung / Betonung für die Übung spezieller Ziellaute:

– bei dem Ziellaut **/ s /:** „Die Biene **s**etzt **s**ich auf die gro**ß**e Blume.“
– bei dem Ziellaut **/ f /:** „Mein Schmetterling **f**liegt au**f** die Blüte.“
– bei dem Ziellaut **/ ch /:** „Meine Biene mö**ch**te auf das Blütenblatt fliegen.“
– bei dem Ziellaut **/ g /:** „Der Schmetterlin**g** flie**g**t auf die **g**roße Blume.“

Vor dem Ansaugen mit dem Knicktrinkhalm kann auch immer zum Beispiel das „Bienengeräusch“ / s / artikuliert werden.

Material: Vorlagen – Schere – Würfel – Knicktrinkhalme

Notiz

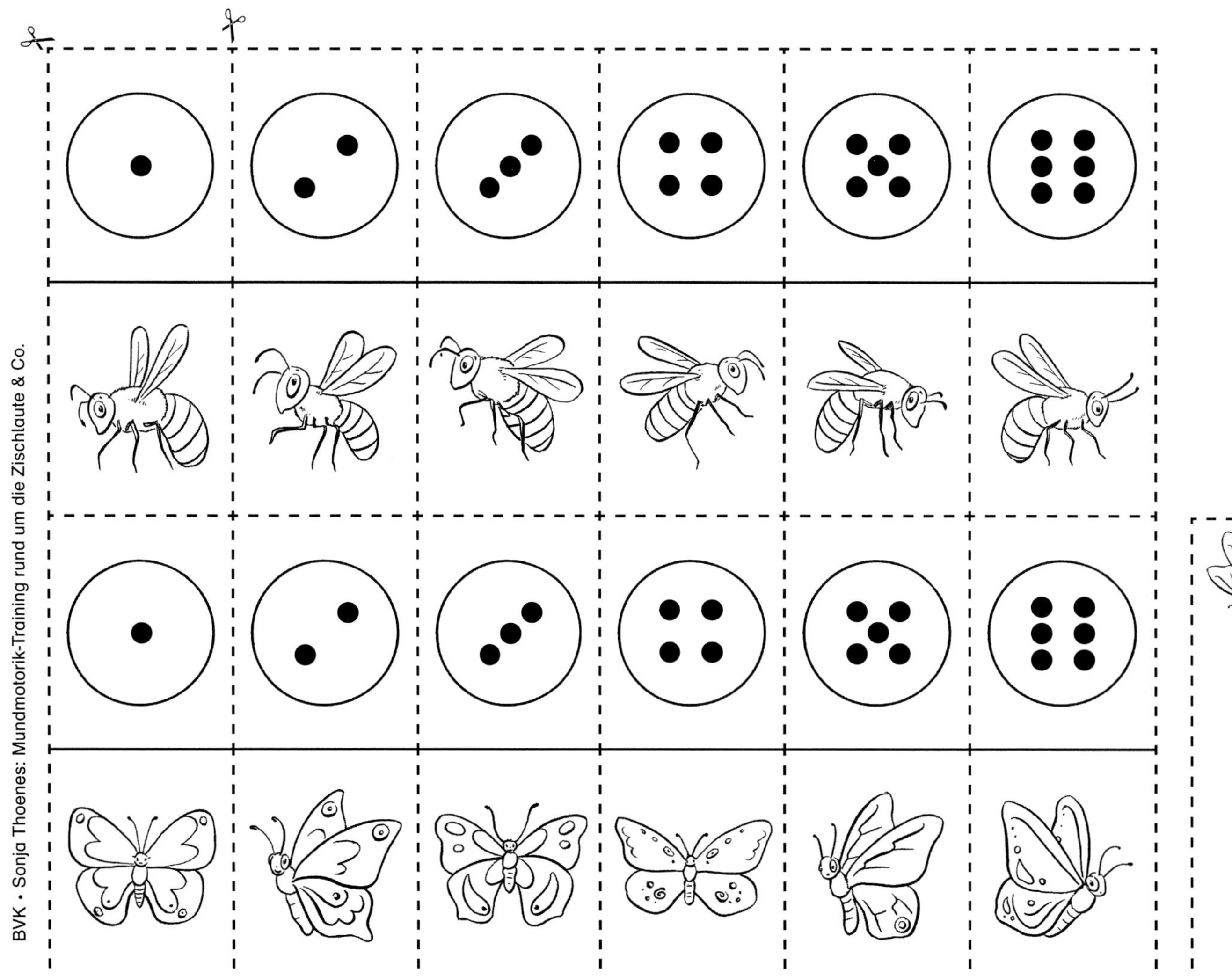

Sommerblumenspiel

Sommerblumenspiel

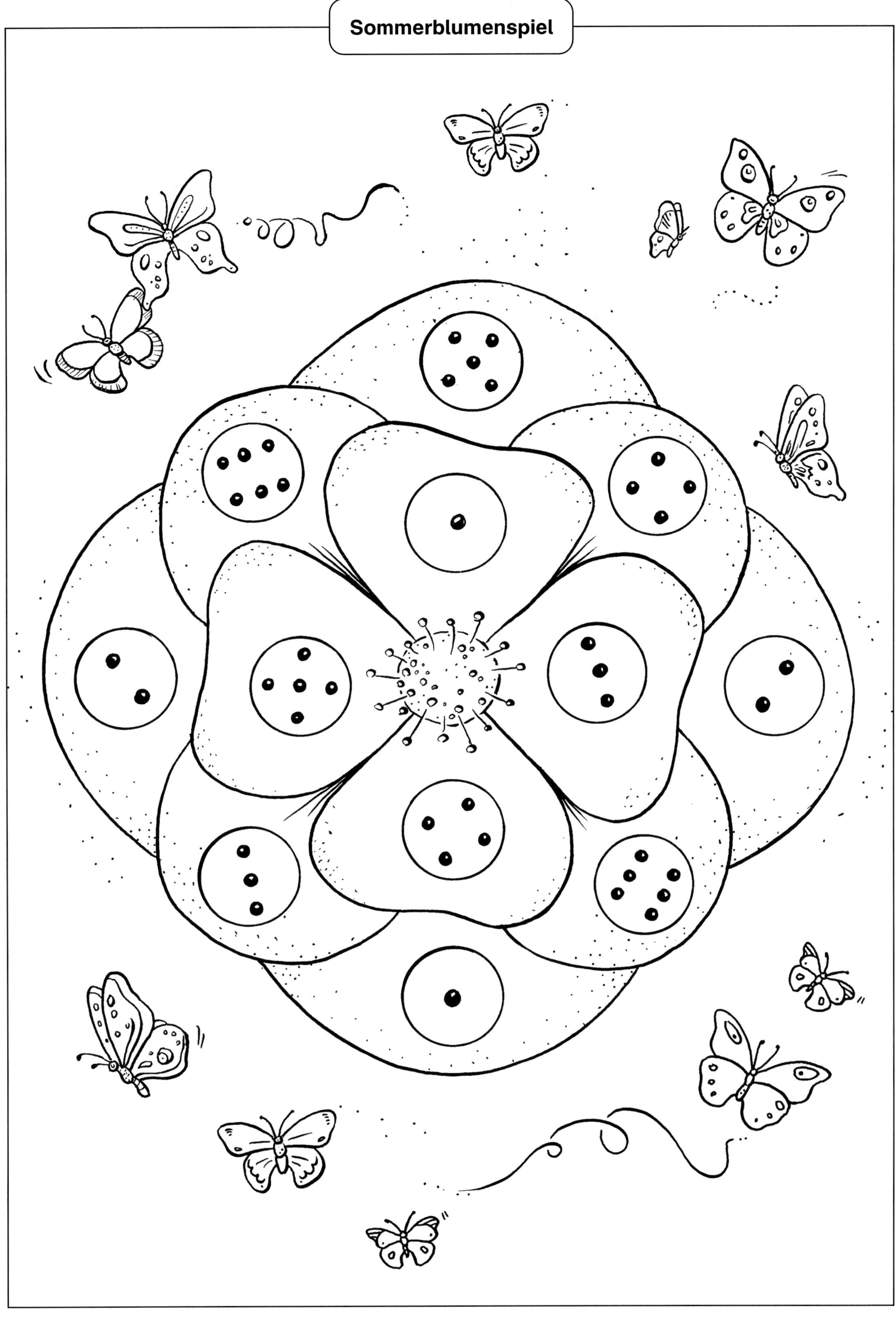

Bald wird Lisa eingeschult. Dafür kommen viele besondere Sachen in ihre Schultüte.

- Die Gegenstände werden ausgeschnitten. Auf die Rückseite werden jeweils Würfelpunkte gezeichnet.
- Jeder Spieler bekommt 6 Gegenstände von 1 bis 6, die er mit der Würfelpunktseite vor sich ablegt. Es wird abwechselnd gewürfelt. Entsprechend der Würfelzahl wird der Gegenstand aufgedeckt, mit dem Trinkhalm angesaugt und auf dem Schultütenbild abgelegt.

Das Spiel wird sprachlich begleitet, zum Beispiel mit **„Ich lege ein Heft in die Schultüte." ...**

Mögliche sprachliche Begleitung / Betonung für die Übung spezieller Ziellaute:

– bei dem Ziellaut **/ sch /:**	„Ich lege **St**ifte in die **Sch**ultüte."
– bei dem Ziellaut **/ ch /:**	„**Ich** lege Gummibär**ch**en in die Schultüte."
– bei dem Ziellaut **/ g /:**	„Ich le**g**e Bonbons in Lisas Schultüte."
– bei dem Ziellaut **/ k /:**	„In die Schultüte **k**ommt eine Armbanduhr."

Material: Vorlagen – Schere – Würfel – Trinkhalme

Notiz

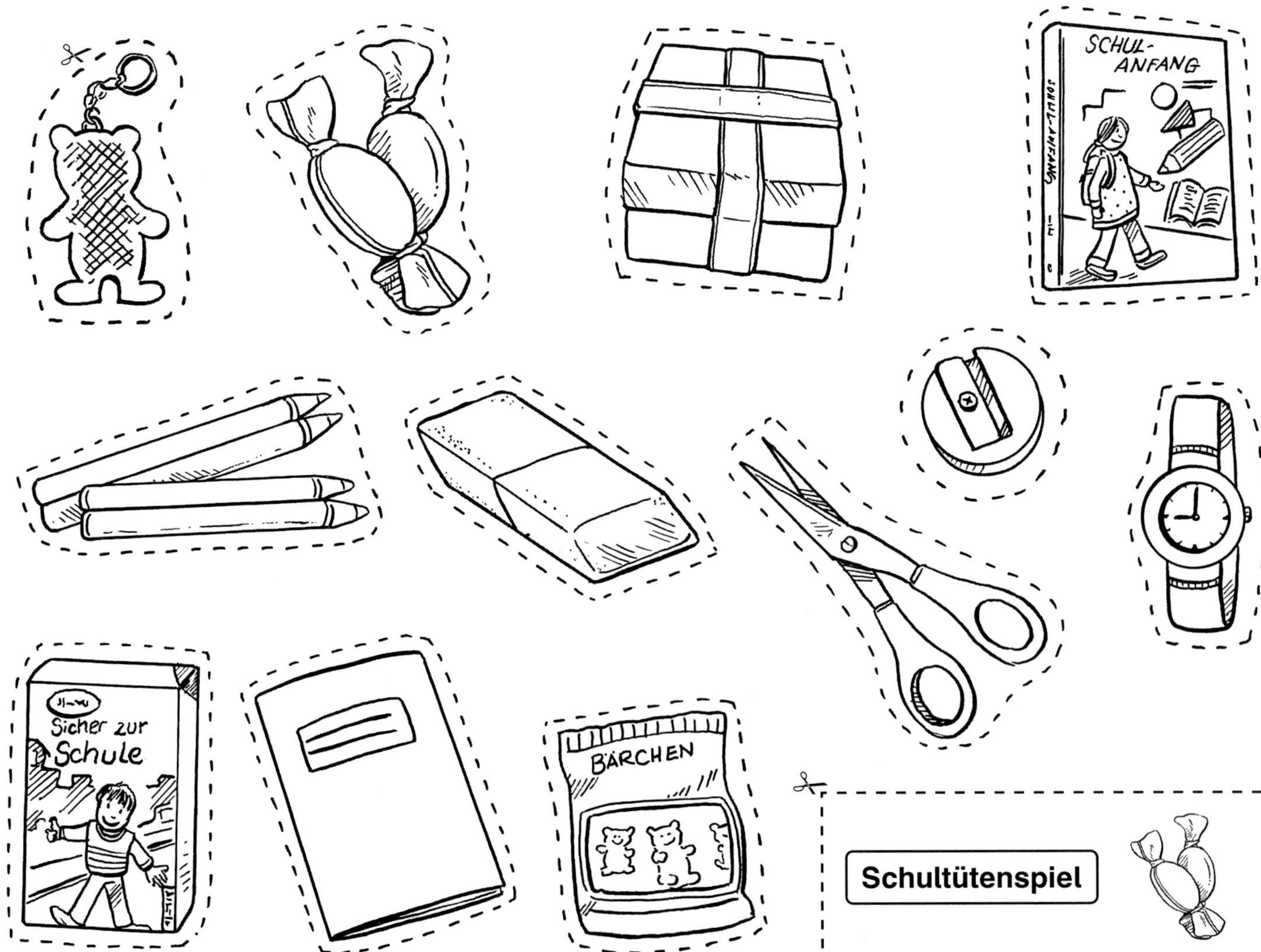

Schultütenspiel

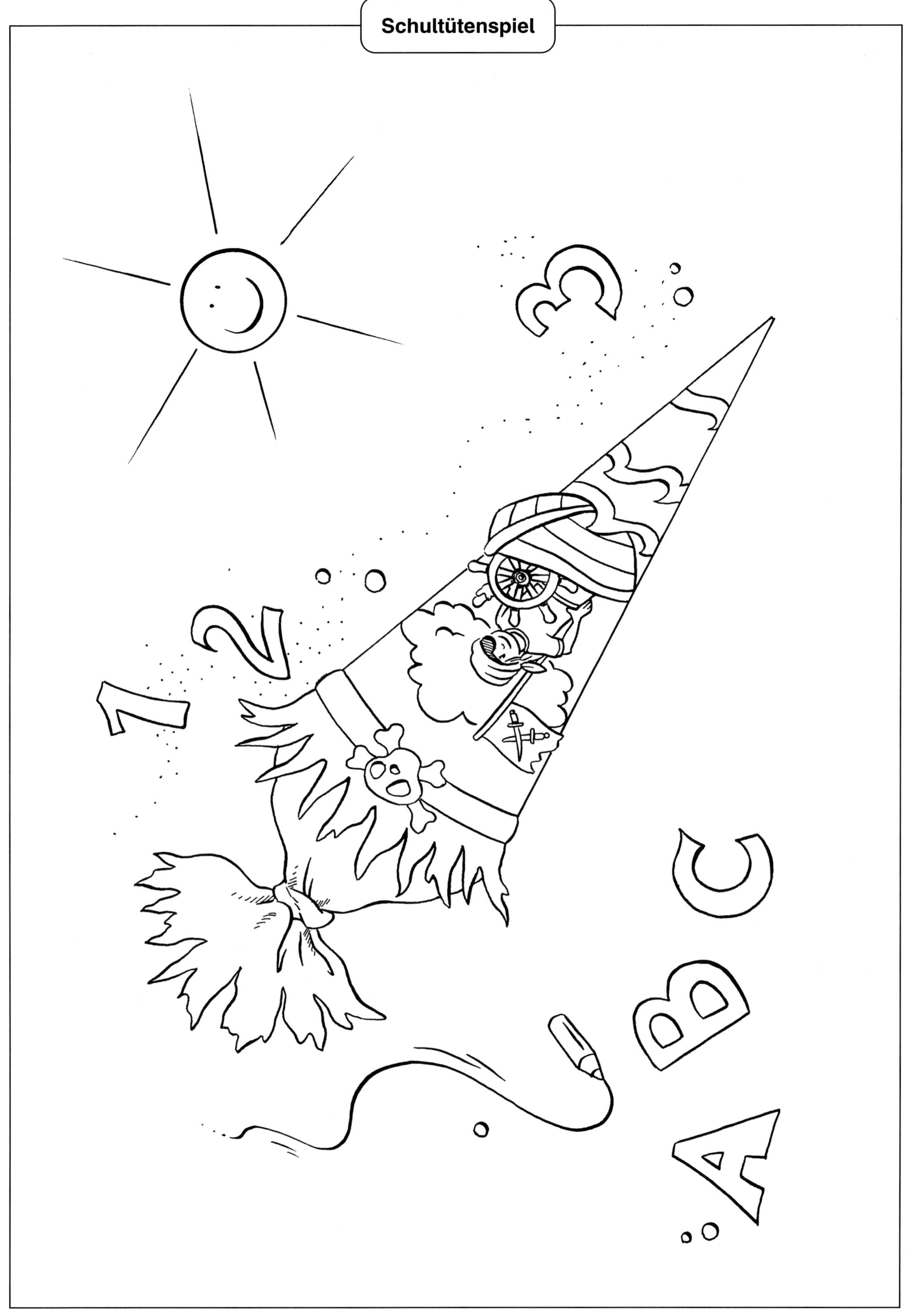

Die Züge möchten um die Wette fahren – mal schauen, welche Lokomotive das Rennen gewinnt.

- Die Kärtchen werden ausgeschnitten. Jeder bekommt 6 Lokomotiven mit den Würfelpunkten von 1 bis 6 und wird der entsprechenden Schienenspur zugeordnet.
- Es wird abwechselnd gewürfelt. Entsprechend der Augenzahl wird eine Lokomotive mit dem Trinkhalm angesaugt und auf der Zugspur abgelegt.

Das Spiel wird sprachlich begleitet, zum Beispiel mit **„Meine Lokomotive fährt über die Schienen." …**

Mögliche sprachliche Begleitung / Betonung für die Übung spezieller Ziellaute:

– bei dem Ziellaut **/s/:**	„Die Lokomotive fährt lo**s**."
– bei dem Ziellaut **/sch/:**	„Meine Lokomotive fährt **sch**nell über die **Sch**ienen."
– bei dem Ziellaut **/ch/:**	„I**ch** fahre mit meiner Lokomotive."
– bei dem Ziellaut **/f/:**	„Ich **f**ahre mit meiner Lokomotive weiter."

Variation auf Lautebene: Jeder sucht sich auf dem Bild eine Lokomotive aus – diese ist der Anfangspunkt. Es wird abwechselnd gewürfelt und entsprechend der Augenzahl jeweils ein Strich zwischen den Schienen weitergefahren. Dabei wird jedes Mal das „Zuggeräusch" /sch/ artikuliert. Dies wird fortgeführt, bis der erste Zug am Ende der eigenen Schienen angelangt ist.

Material: Vorlagen – Schere – Trinkhalme – Stifte

Notiz

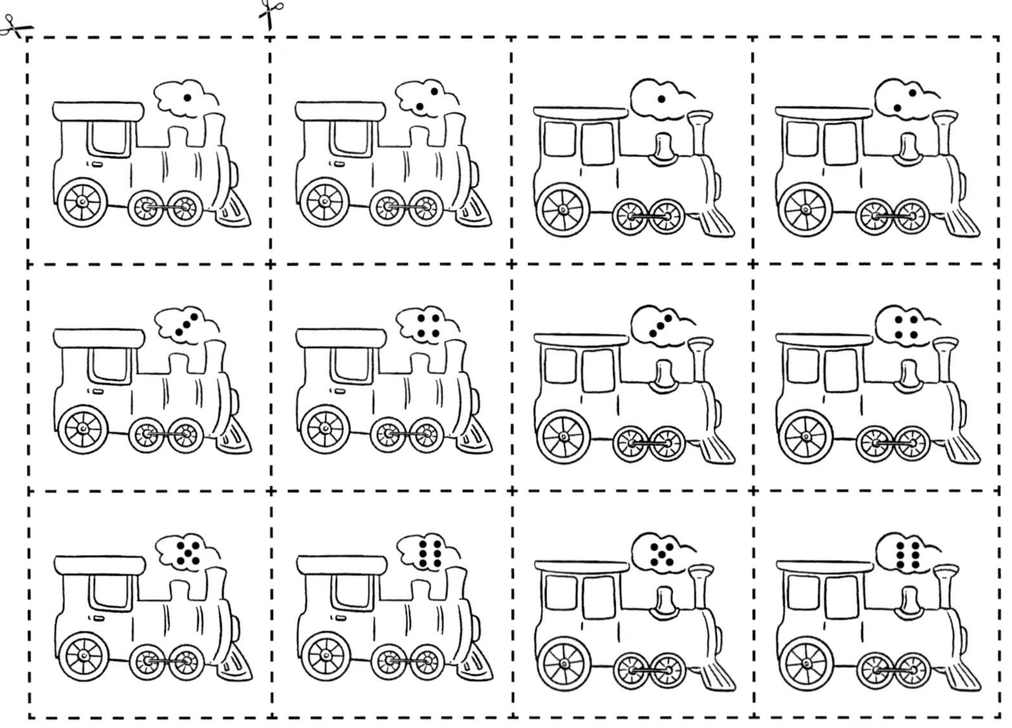

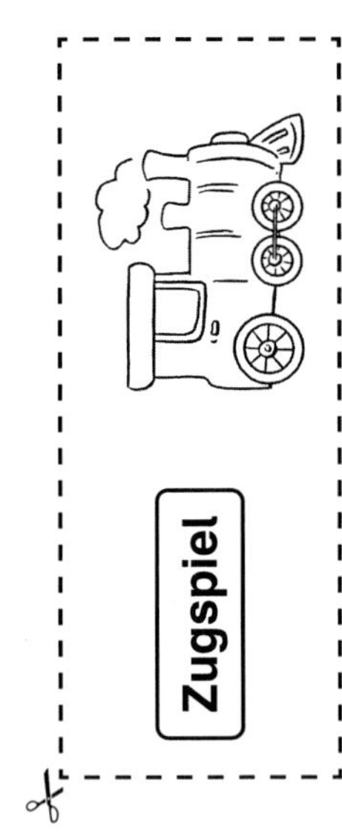

Zugspiel

Die Vögel haben einen langen Flug hinter sich und möchten sich in den Bäumen ausruhen.

- Die Feder-/Vogelkärtchen werden ausgeschnitten und an der Falzlinie geknickt. Jeder Spieler erhält sechs Kärtchen mit den Würfelzahlen von 1 bis 6, die er vor sich abstellt. Dann sucht er sich entweder den Laubbaum oder die Tanne aus, auf die er seine Vögel fliegen lassen möchte.
- Es wird abwechselnd gewürfelt. Entsprechend der Augenzahl wird die Figur mit dem kurzen Ende des Knicktrinkhalmes hochgehoben (Mundangel/s. Skizze) und auf dem passenden Würfelbild auf dem eigenen Baum abgelegt.

Das Spiel wird sprachlich begleitet, zum Beispiel mit **„Mein Vogel fliegt auf den Baum.“ ...**

Mögliche sprachliche Begleitung/Betonung für die Übung spezieller Ziellaute:

– bei dem Ziellaut **/s/:** „Mein Vogel **s**etzt **s**ich auf den Baum.“
– bei dem Ziellaut **/sch/:** „Mein Vogel fliegt **sch**nell auf den Baum.“
– bei dem Ziellaut **/f/:** „Der **V**ogel **f**liegt au**f** den Baum.“
– bei dem Ziellaut **/g/:** „Der Vo**g**el flie**g**t auf den Baum.“

Material: Vorlagen – Schere – Würfel – Knicktrinkhalme

Notiz

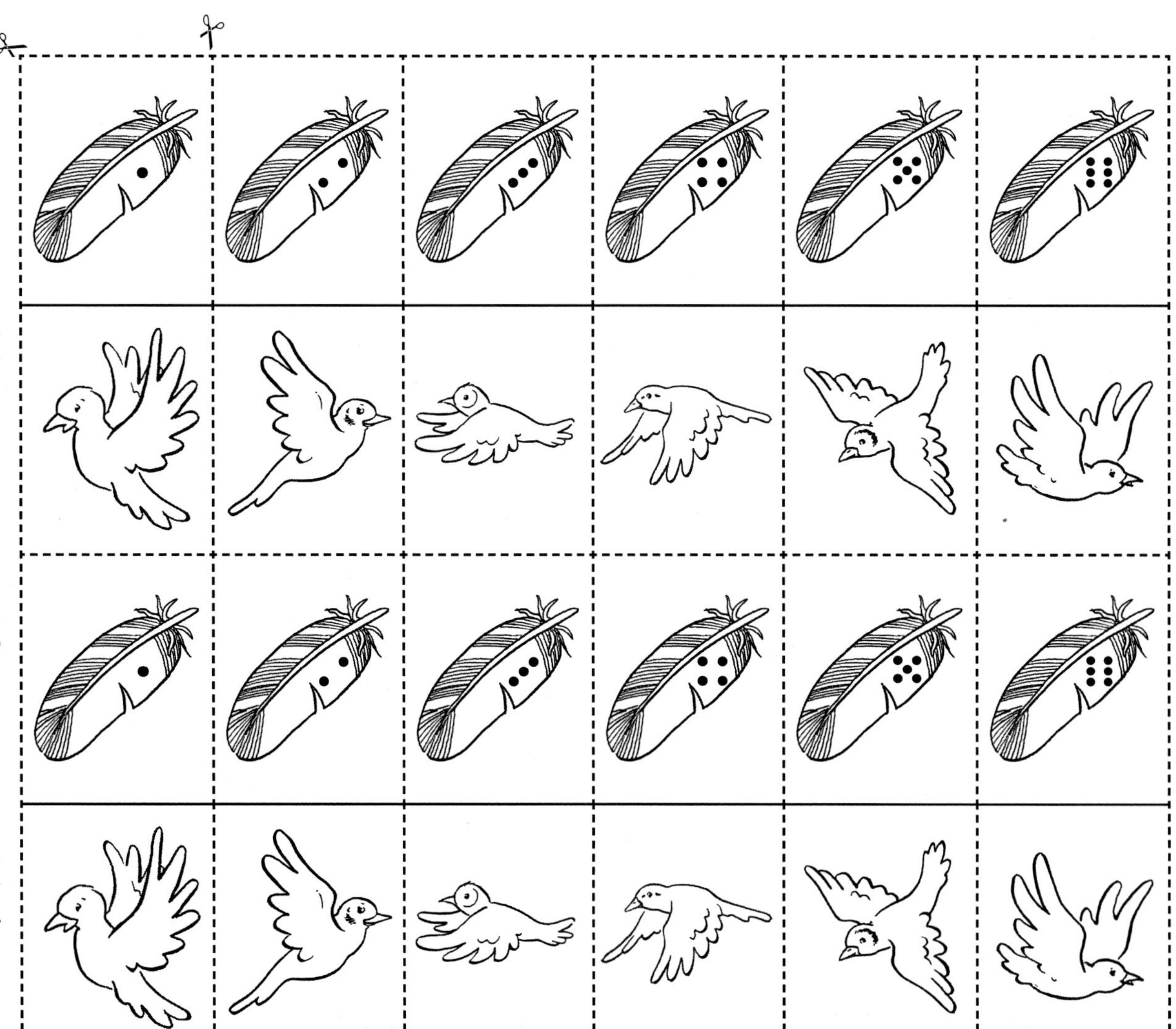

Vogelbaumspiel

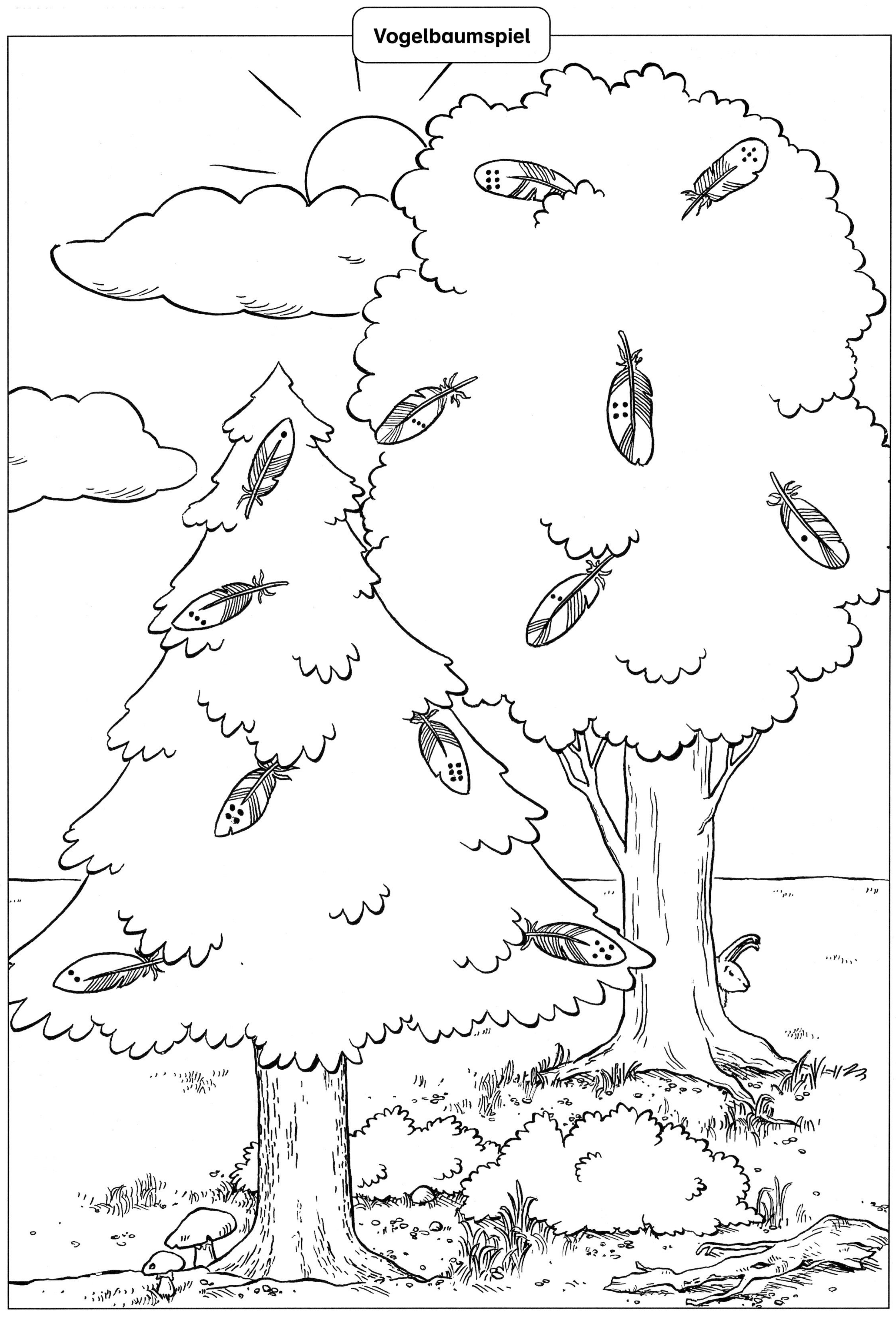
Vogelbaumspiel

Die beiden Raupen Susi und Schnupp haben großen Hunger. Sie kriechen fröhlich zu den leckeren Früchten im Garten.

Knabberraupenspiel

- Die beiden Raupen werden vom Anleiter ausgeschnitten und an den Falzlinien im Zickzack, wie auf der Skizze abgebildet, geknickt. Die Erdbeeren- und Birnenkärtchen werden ausgeschnitten. Jeder Spieler sucht sich aus, ob er entweder die Birnen oder die Erdbeeren sammeln möchte. Das Spielfeld kann in der Mitte auseinander geschnitten werden, sodass jeder ein Spielfeld hat. Das Birnen- bzw. Erdbeerfeld wird an der fett gedruckten Linie ausgeschnitten und an der gestrichelten Linie nach oben gefalzt (s. Skizze).
- Die gefalzte Raupe wird jeweils auf das Startfeld (Raupe) gestellt.
- Es wird abwechselnd in das Ziel gepustet (ggf. mit Hilfe eines Trinkhalms). Fällt die Spielfigur dabei um, ist der andere Spieler an der Reihe.
- Sobald die Raupe an der Frucht ankommt, bekommt der jeweilige Spieler entsprechend entweder eine Erdbeere oder eine Birne. Die Raupe wird wieder auf das Startfeld gestellt und der andere Spieler ist an der Reihe. Gewonnen hat derjenige, der zuerst seine sechs Früchte gesammelt hat.

Das Spiel wird sprachlich begleitet, zum Beispiel mit **„Ich puste meine Raupe zur Birne.“ …**

Mögliche sprachliche Begleitung / Betonung für die Übung spezieller Ziellaute:

– bei dem Ziellaut **/ s /:**	„**S**usi fri**ss**t die gro**ß**e Erdbeere.“
– bei dem Ziellaut **/ ch /:**	„Meine Raupe krie**ch**t in den Garten.“
– bei dem Ziellaut **/ sch /:**	„**Sch**nupp knabbert an der Birne.“
– bei dem Ziellaut **/ r /:**	„Meine **R**aupe f**r**isst die lecke**r**e Bi**r**ne.“

Material: Vorlagen – Schere – Trinkhalme

Notiz

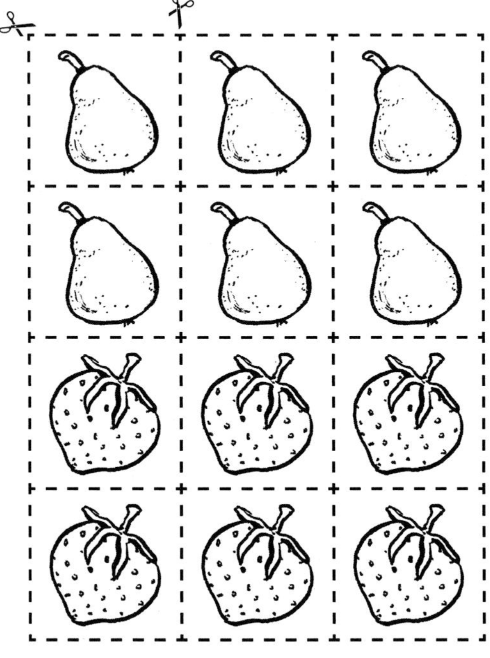

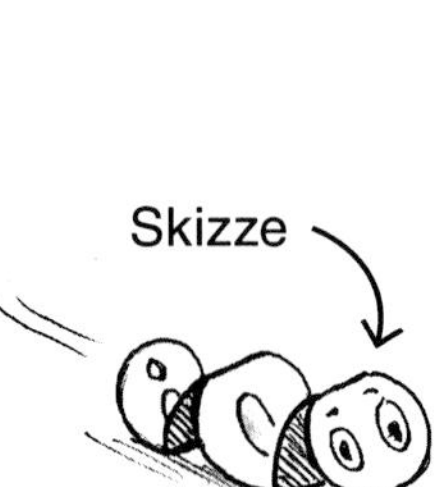

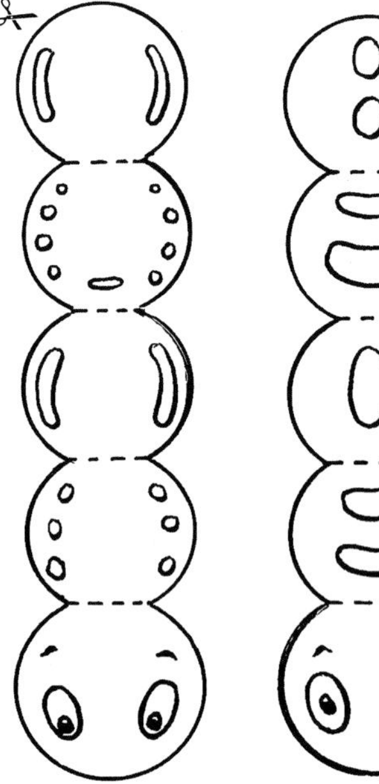

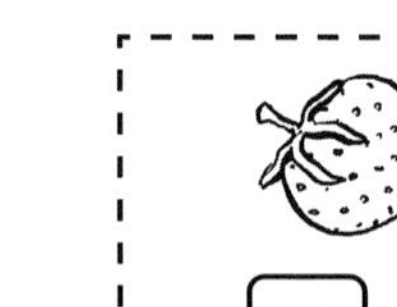

Knabberraupenspiel

Knabberraupenspiel

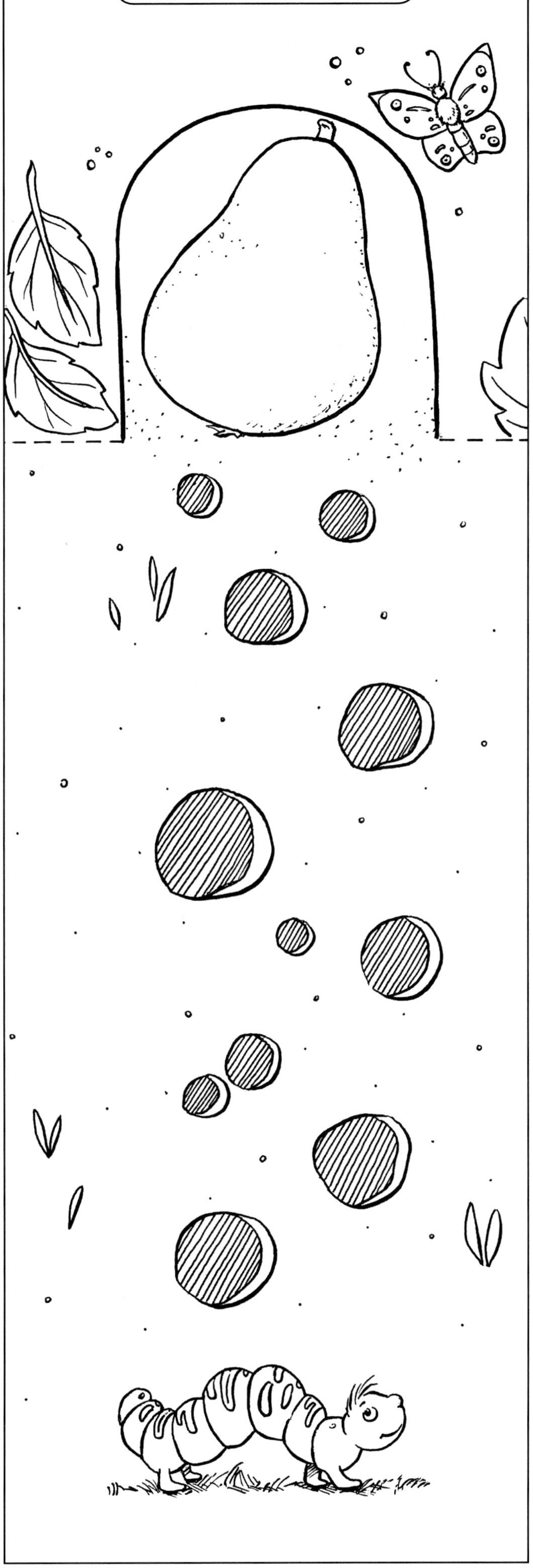

Knabberraupenspiel

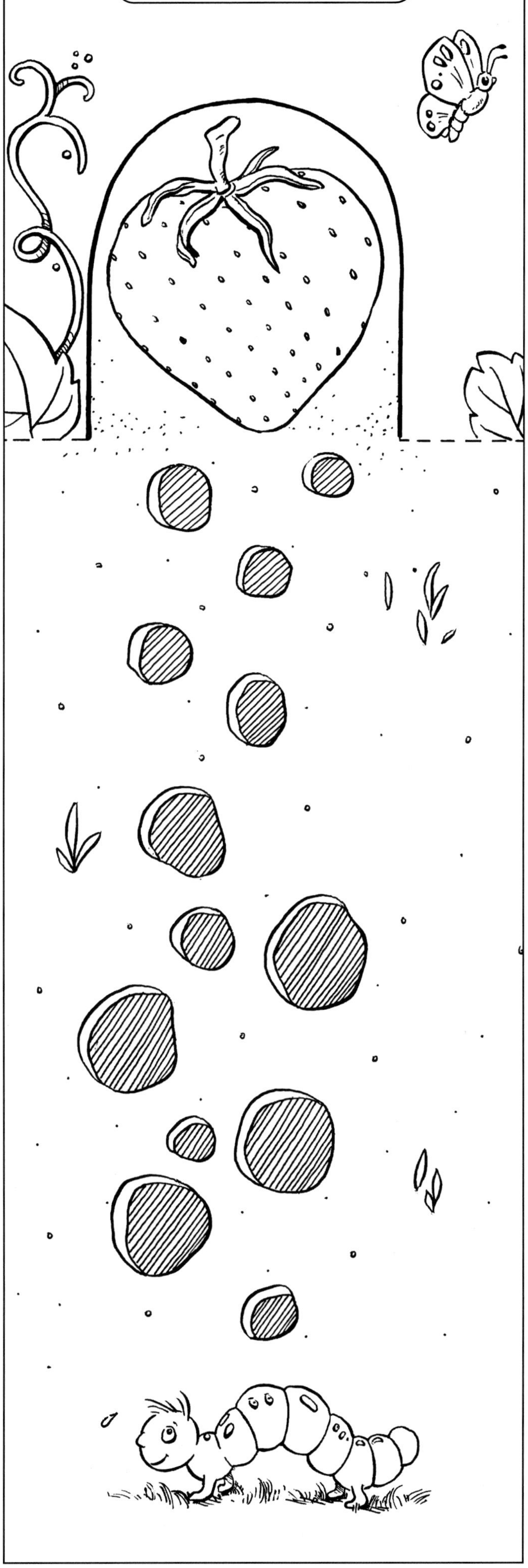

Die kleinen Enten müssen noch schwimmen lernen. Deswegen dürfen sie heute noch ihre Schwimmreifen mit zum Teich nehmen.

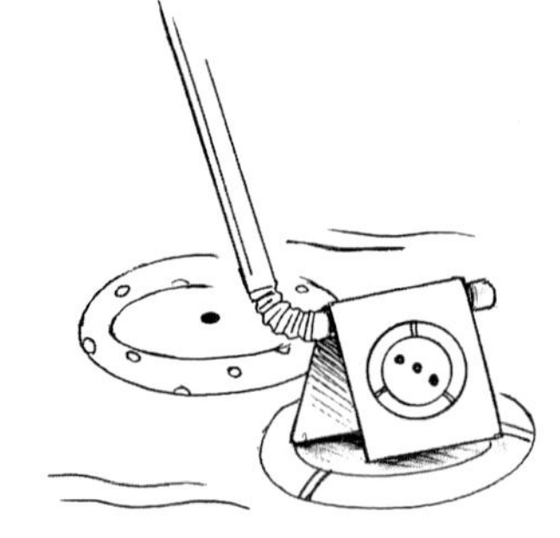

- Die Schwimmreifen- / Entenkükenkärtchen werden ausgeschnitten und an der Falzlinie geknickt. Jeder Spieler erhält sechs Entenküken mit den Würfelzahlen von 1 – 6 (entweder mit den gestreiften oder den gepunkteten Schwimmreifen), die er vor sich abstellt.
- Es wird abwechselnd gewürfelt. Entsprechend der Augenzahl wird das Küken an dem langen Ende des Knicktrinkhalmes mit dem Mund hochgehoben (Mundangel / s. Skizze) und auf dem passenden Würfelbild auf dem eigenen Schwimmreifen abgestellt.

Entenkükenspiel

Das Spiel wird sprachlich begleitet, zum Beispiel mit **„Mein Küken lernt schwimmen."** …

Mögliche sprachliche Begleitung / Betonung für die Übung spezieller Ziellaute:

– bei dem Ziellaut **/ sch /:** „Mein Küken **sch**wimmt mit dem **Sch**wimmreifen."
– bei dem Ziellaut **/ ch /:** „Mein Küken schwimmt auf dem Tei**ch.**"
– bei dem Ziellaut **/ g /:** „Ich habe meinem Küken einen Schwimmreifen **g**e**g**eben."
– bei dem Ziellaut **/ k /:** „Mein **K**ü**k**en lernt schwimmen."

Material: Vorlagen – Schere – Würfel – Knicktrinkhalme

Notiz

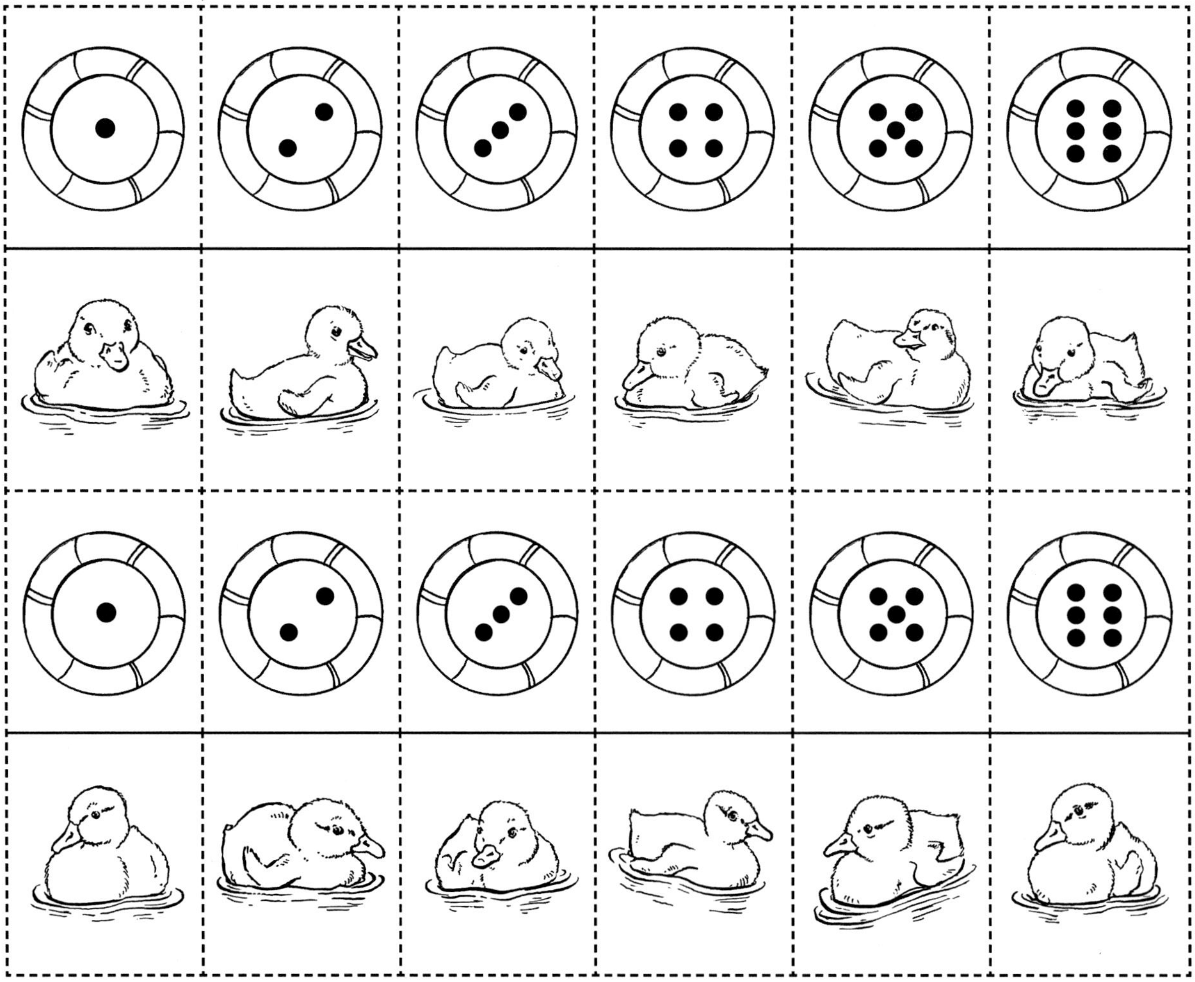

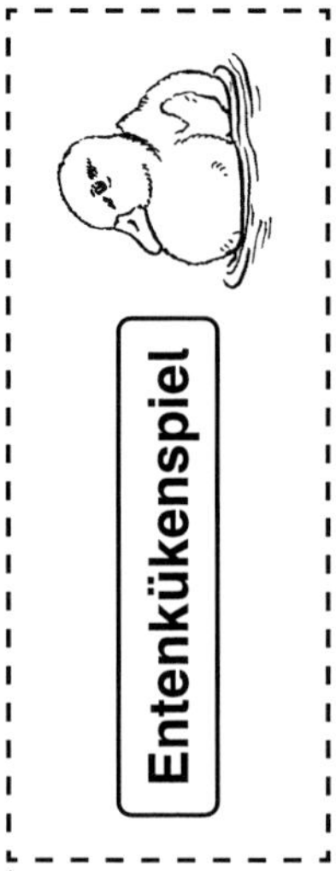

Entenkükenspiel

Entenkükenspiel

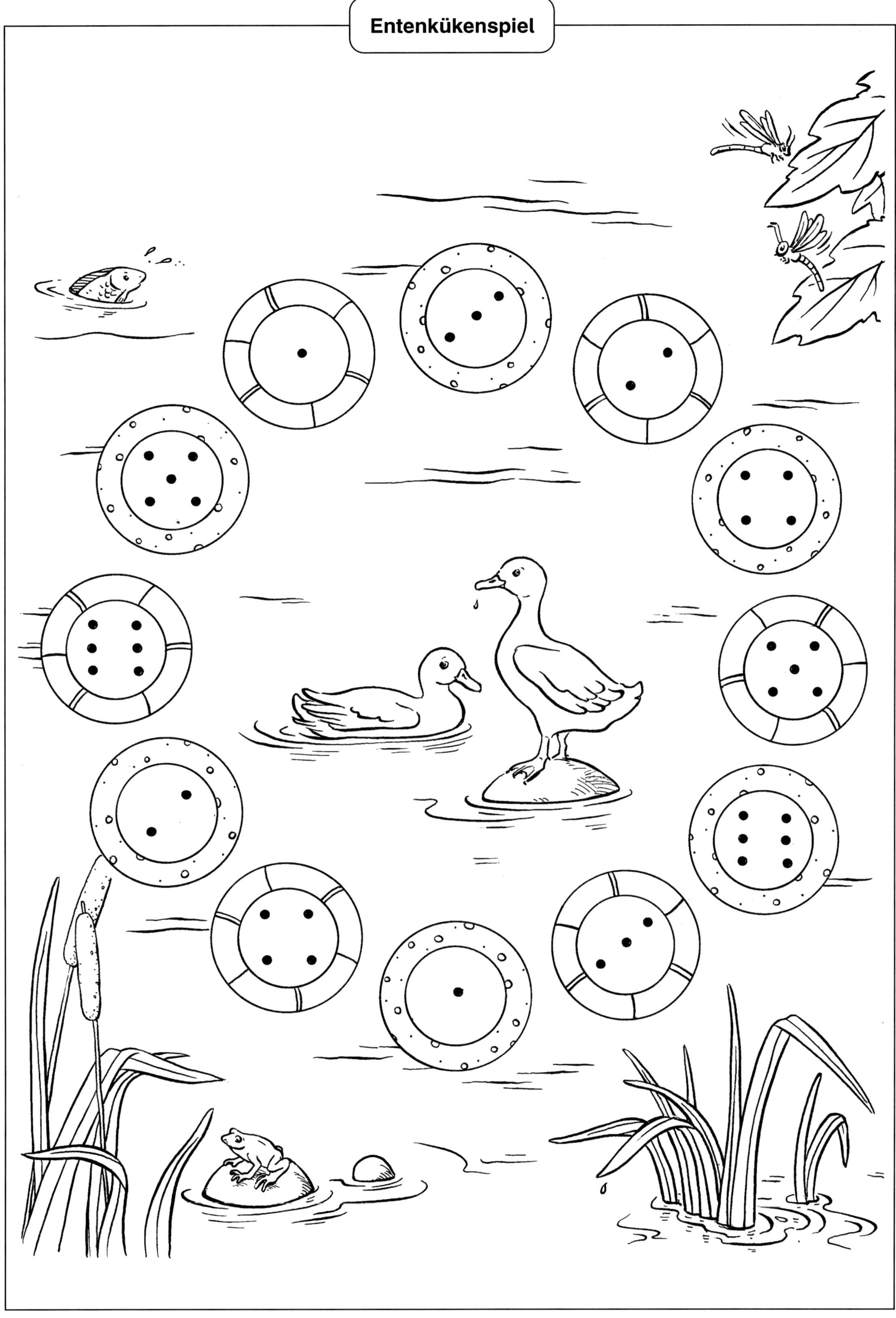

BVK • Sonja Thoenes: Mundmotorik-Training rund um die Zischlaute & Co.

Am Urlaubsstrand liegen viele schöne Muscheln und Seesterne. Lasst uns gemeinsam welche sammeln!

- Die Muscheln und Seesternfiguren werden ausgeschnitten und an der Falzlinie geknickt. Jeder sucht sich 6 Figuren aus (entweder Seesterne oder Muscheln).
- Es wird abwechselnd gewürfelt. Entsprechend der Augenzahl wird eine Figur an der Falz mit der kurzen Seite des Knicktrinkhalmes angehoben (Mundangel) und am Strand abgesetzt.

Das Spiel wird sprachlich begleitet, zum Beispiel mit **„Ich lege meine Muschel an den Strand." …**

Mögliche sprachliche Begleitung / Betonung für die Übung spezieller Ziellaute:

– bei dem Ziellaut **/ s /:** „Ich **s**ammel einen **S**eestern."
– bei dem Ziellaut **/ sch /:** „Eine **sch**öne Mu**sch**el liegt am **S**trand."
– bei dem Ziellaut **/ ch /:** „I**ch** lege einen Seestern in den wei**ch**en Sand."
– bei dem Ziellaut **/ f /:** „Ich **f**inde eine Muschel am Strand."

Material: Vorlagen – Schere – Knicktrinkhalme

Notiz

Urlaubsspiel

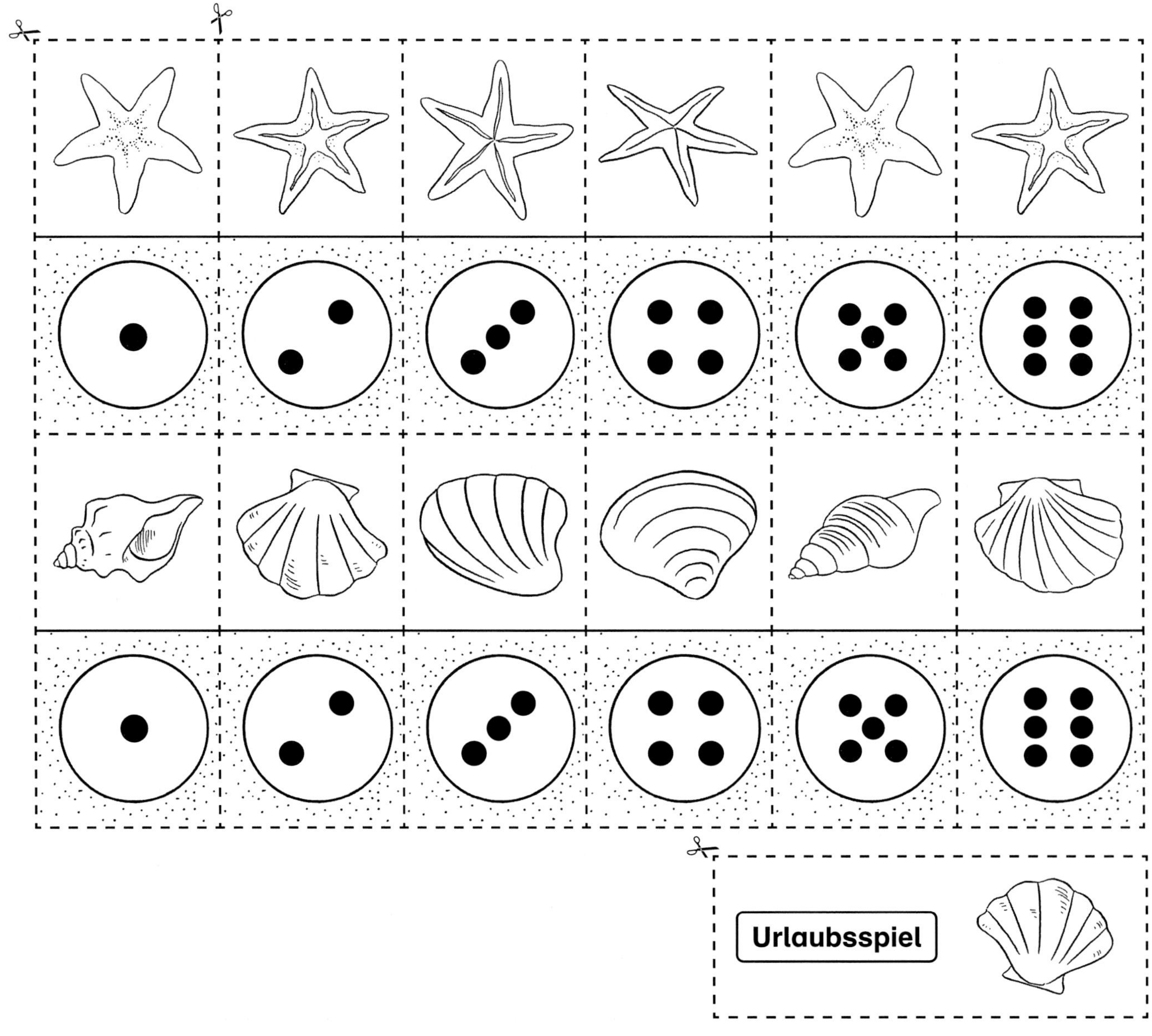

Urlaubsspiel

Urlaubsspiel

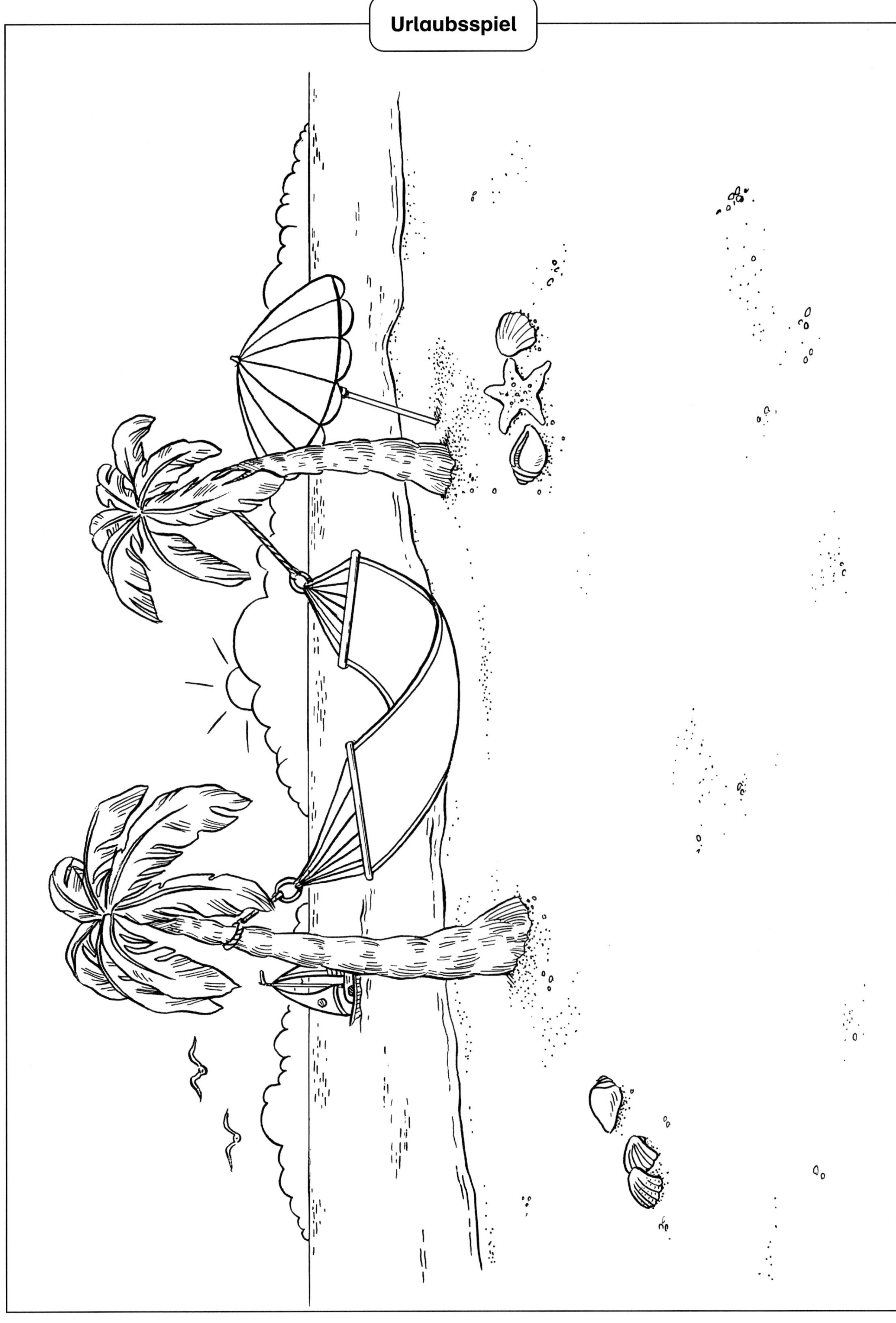

Felix und Susi holen ihr Fahrrad aus der Garage und machen bei dem schönen Wetter eine Radtour.

Fahrradspiel

- Die Kärtchen werden ausgeschnitten. Ein Spieler nimmt das Mädchen und ein anderer Spieler den Jungen als Spielfigur und legt sie vor sich ab. Es wird ausgesucht, in welche Richtung man fahren möchte (rechts und links).
- Es wird abwechselnd gewürfelt. Sobald eine 1 gewürfelt wird, geht es los. Der erste Radfahrer darf mit dem Trinkhalm angesaugt und auf der [⚀] abgelegt werden. Dann darf erneut gewürfelt werden. Wird die 2 gewürfelt, darf der Radfahrer wiederum mit dem Trinkhalm angesaugt und dort abgelegt werden. Wird eine andere Zahl gewürfelt, ist der andere Spieler an der Reihe.
- Wird erneut eine 1 gewürfelt, darf ein neuer Radfahrer auf dem ersten Würfelbild folgen. Es wird so lange gespielt, bis die ersten vier Radfahrer auf dem Siegertreppchen angekommen sind.

Zur Variation können auch weniger Radfahrer pro Spieler genommen werden.

Das Spiel wird sprachlich begleitet, zum Beispiel mit **„Felix fährt am Haus vorbei.“ …**

Mögliche sprachliche Begleitung / Betonung für die Übung spezieller Ziellaute:

– bei dem Ziellaut **/s/:**	**„Su**si fährt zum Hau**s.“**
– bei dem Ziellaut **/ch/:**	„Susi mö**ch**te glei**ch** zum Esel fahren.“
– bei dem Ziellaut **/f/:**	**„F**elix **f**ährt mit dem **F**ahrrad am Haus **v**orbei.“
– bei dem Ziellaut **/r/:**	„Ich fah**r**e mit dem **R**ad an dem Pfe**r**d vo**r**bei.“

Material: Vorlagen – Schere – Würfel – Trinkhalme

Notiz

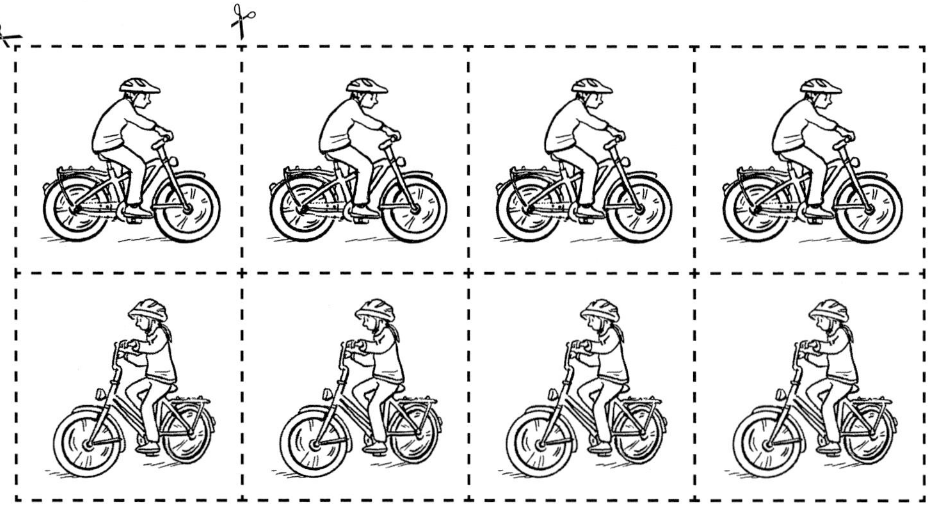

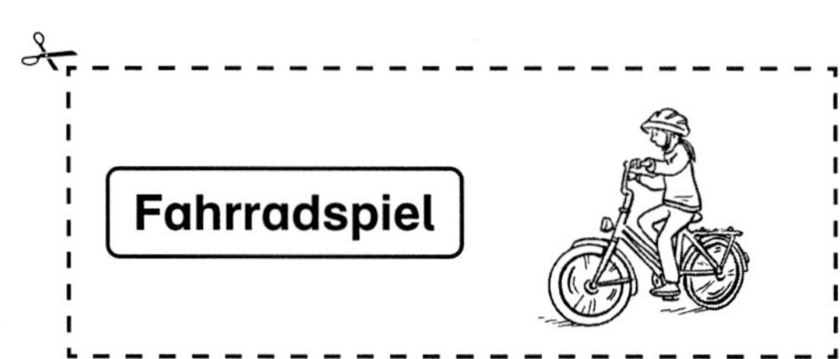

Fahrradspiel

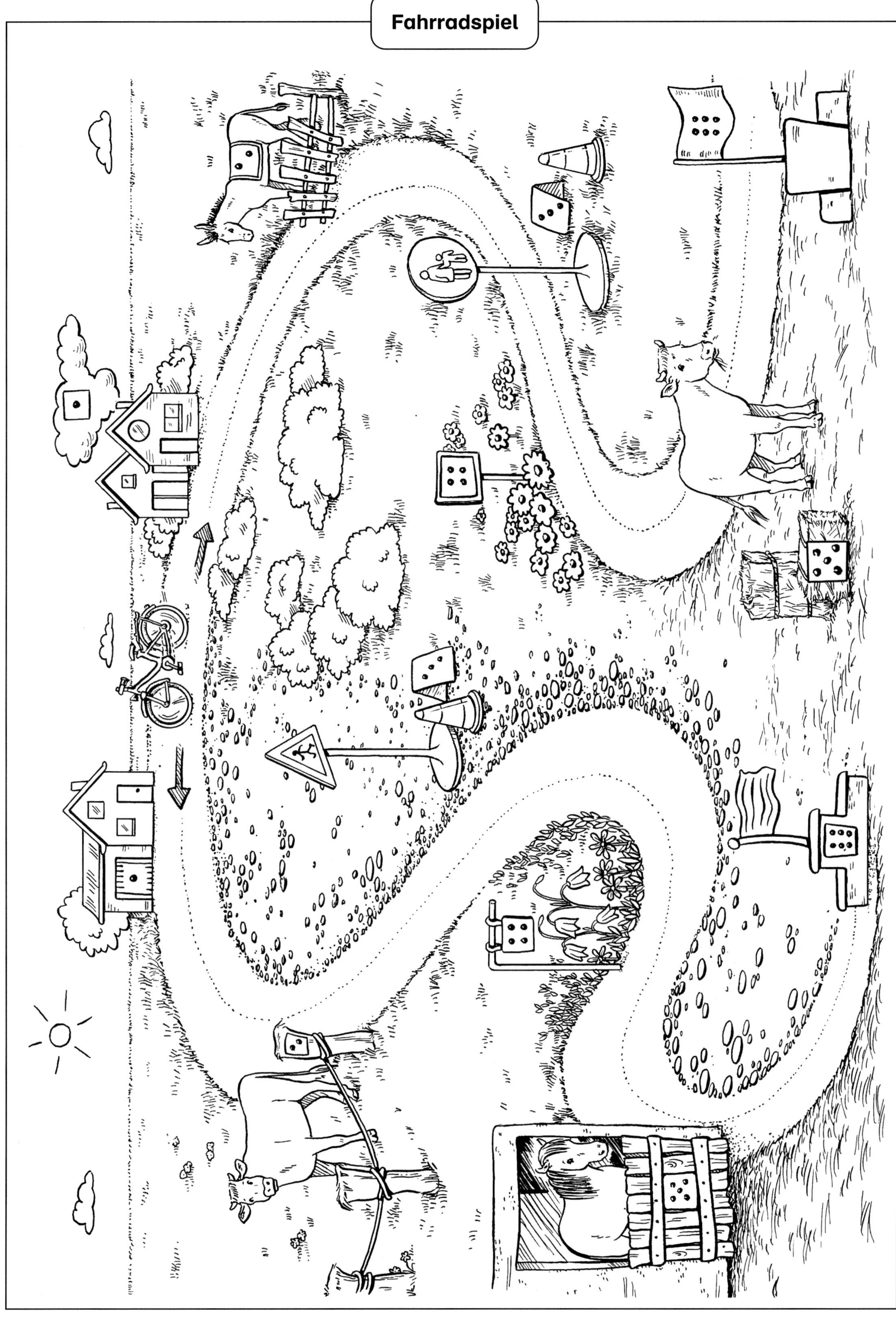

Anton und Lisa treffen sich heute zum Fußballspielen am Fußballplatz. Mal sehen, wer heute Torschusskönig wird.

- Die Spielfiguren und die Fußbälle werden ausgeschnitten. Jeder Spieler bekommt fünf Fußbälle und eine Spielfigur, die an der Falzlinie geknickt werden. (Das Spielfeld kann in der Mitte auseinander geschnitten werden, sodass jeder ein Spielfeld hat.)
- Die Fußbälle werden neben das Bild gelegt, die Spielfigur wird jeweils auf das Startfeld (Junge oder Mädchen) gestellt.
- Es wird abwechselnd gewürfelt. Entsprechend der Augenzahl geht die Spielfigur über die Schuhabdrücke Richtung Tor. Am Tor angekommen, wird ein Fußball mit dem Trinkhalm angesaugt und ins Tor gelegt. Anschließend kommt die Spielfigur wieder auf das Startfeld und beginnt von vorne.
- Wird eine 6 gewürfelt, zählt dies als Joker und der Ball kann direkt im Tor abgelegt werden.

Das Spiel wird sprachlich begleitet, zum Beispiel mit **„Lisa schießt ein Tor." …**

Mögliche sprachliche Begleitung / Betonung für die Übung spezieller Ziellaute:

– bei dem Ziellaut **/s/:** „Li**s**a schie**ß**t den Fu**ß**ball in**s** Tor."
– bei dem Ziellaut **/sch/:** „Anton **sch**ießt den Ball ins Tor."
– bei dem Ziellaut **/f/:** „Der **F**ußball **f**liegt in das Tor."
– bei dem Ziellaut **/g/:** „Anton hat den Fußball in das Tor **g**eschossen."

Material: Vorlagen – Schere – Würfel – Trinkhalme

Notiz

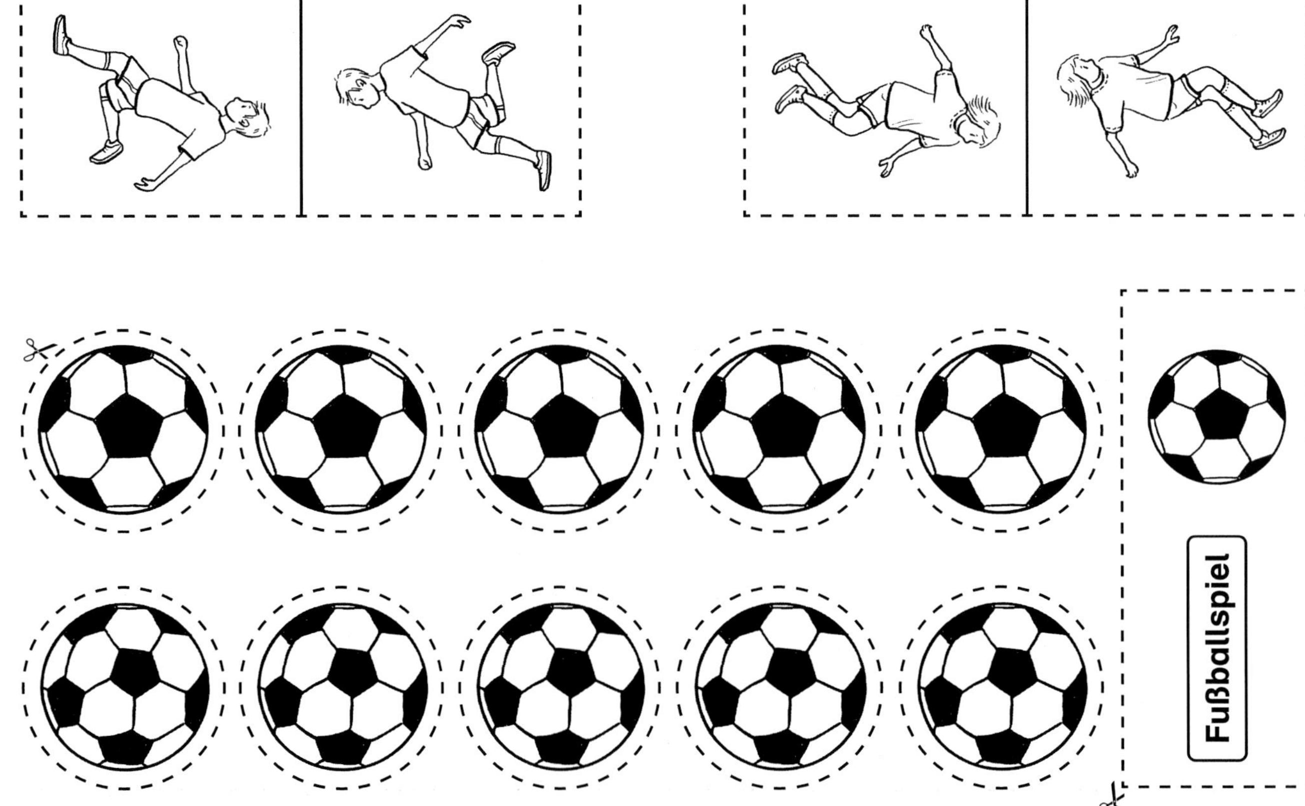

Fußballspiel

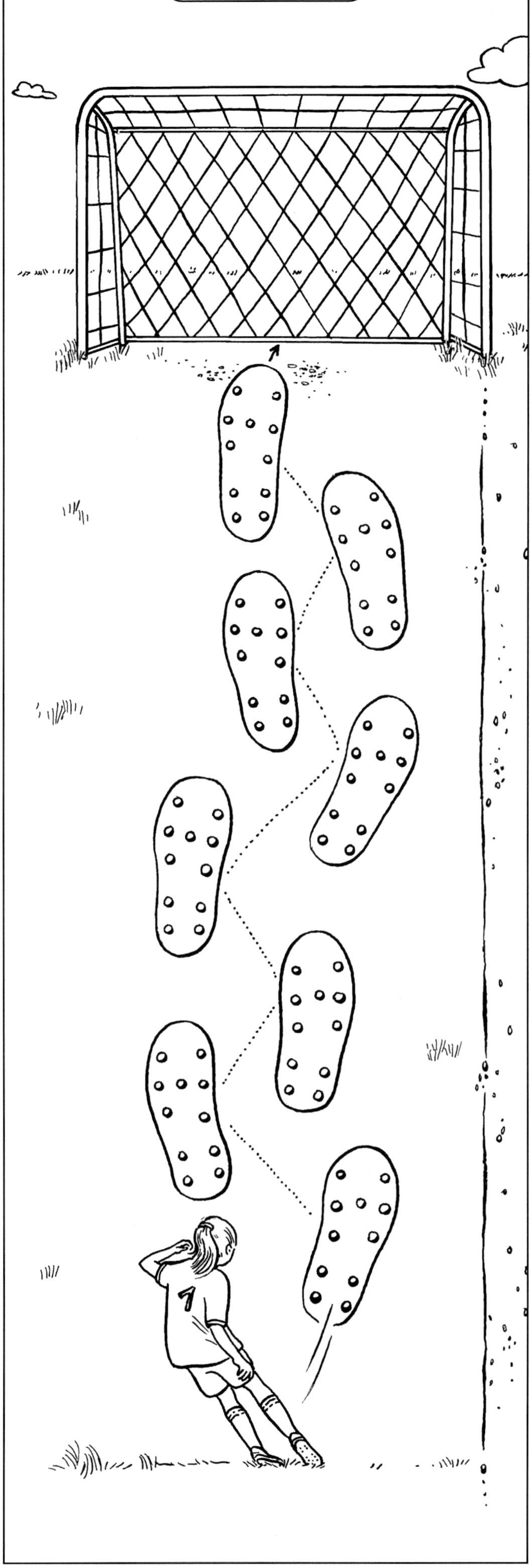

Fußballspiel

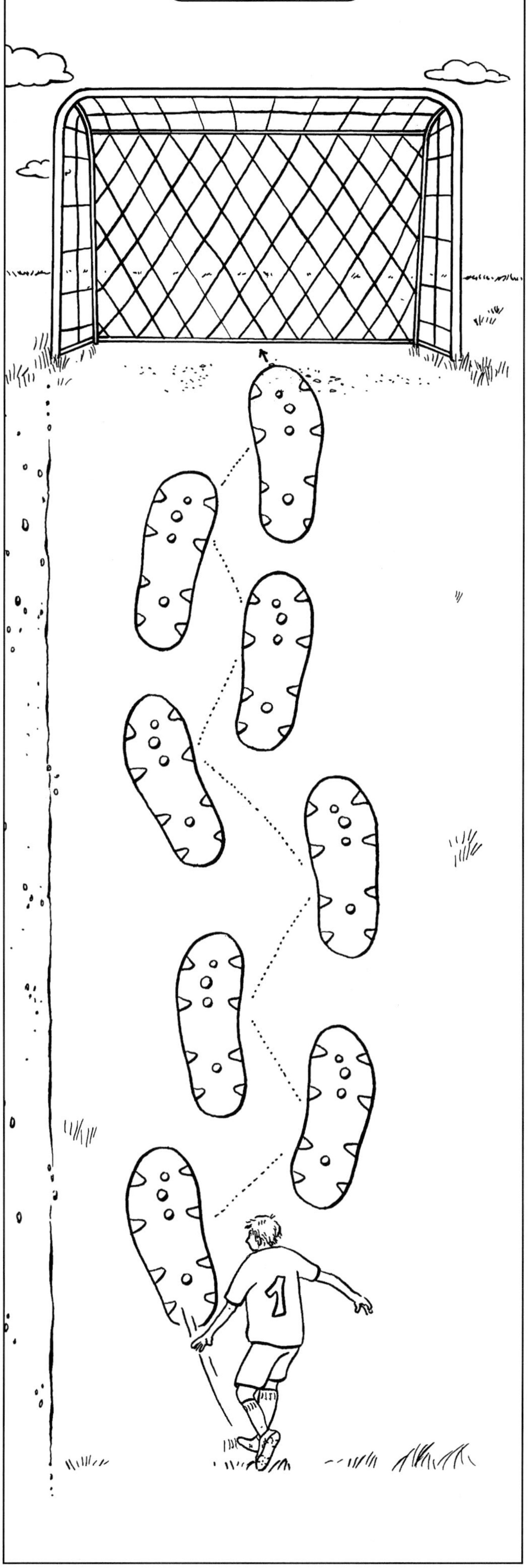

Dinospiel

Die kleinen Dinos laufen zu dem großen Dinosaurier, um mit ihm zu spielen.

- Die Dinokarten ausschneiden und zu gleicher Zahl aufteilen (jeweils von 1 bis 6). Abwechselnd würfeln und entsprechend der Augenzahl einen Dino mit dem Trinkhalm ansaugen und auf dem Bild ablegen.

Das Spiel wird sprachlich begleitet, zum Beispiel mit **„Der kleine Dinosaurier besucht den großen Dinosaurier." ...**

Mögliche sprachliche Begleitung / Betonung für die Übung spezieller Ziellaute:

– bei dem Ziellaut **/s/:**	„Der kleine Dino**s**aurier be**s**ucht den gro**ß**en Dino**s**aurier."
– bei dem Ziellaut **/sch/:**	„Mein Dino **st**ellt sich zu dem großen Dino."
– bei dem Ziellaut **/ch/:**	„Der kleine Dino mö**ch**te mit seinem Freund spielen."
– bei dem Ziellaut **/k/:**	„Der **k**leine Dino **k**ommt zum großen Dino."

Material: Vorlagen – Schere – Würfel – Trinkhalme

Notiz

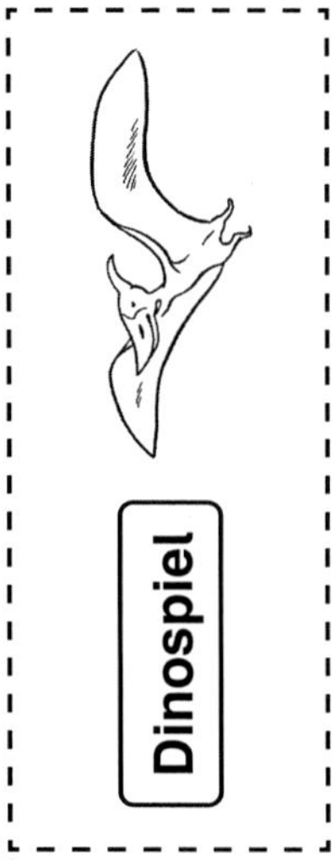

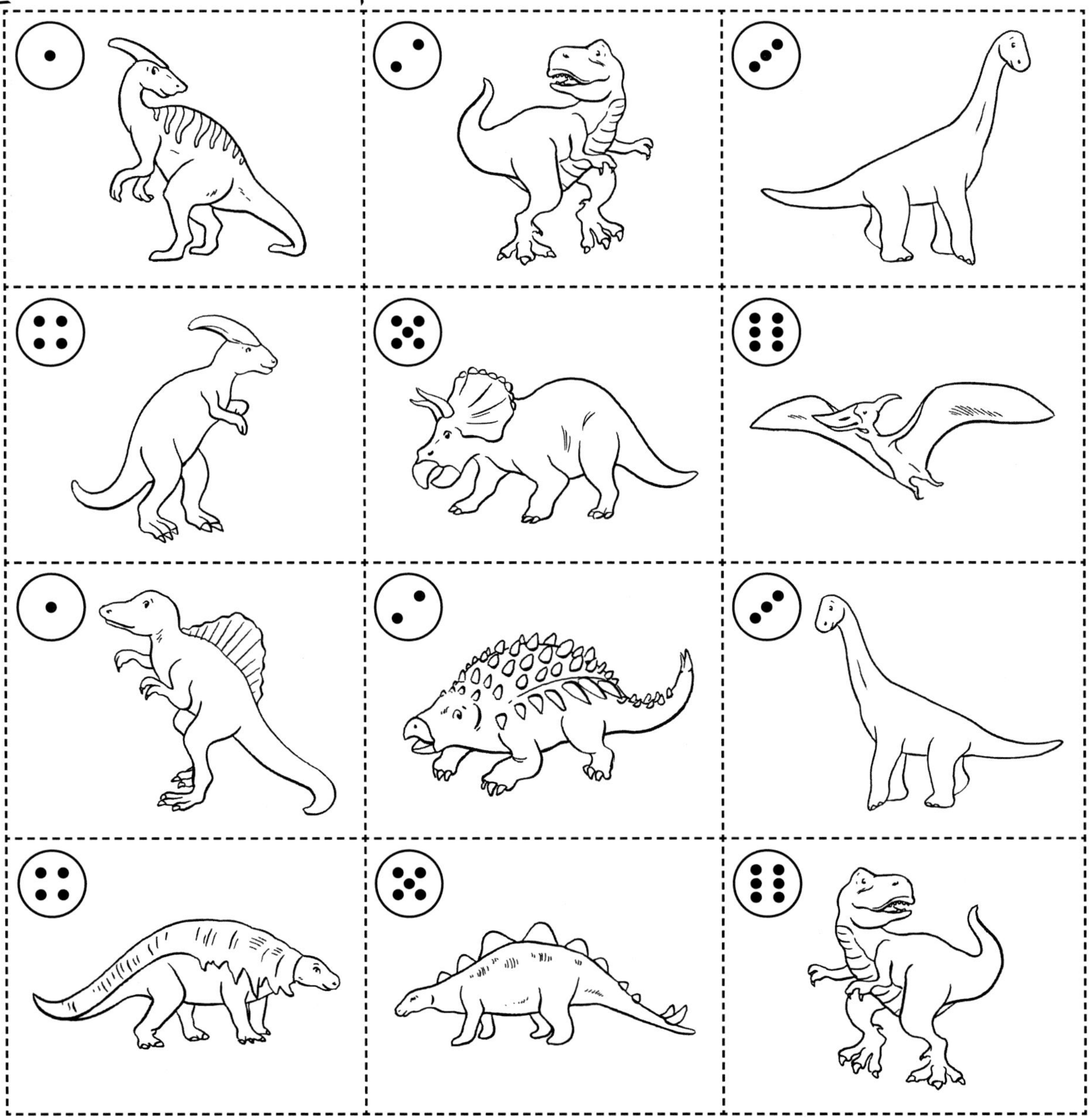

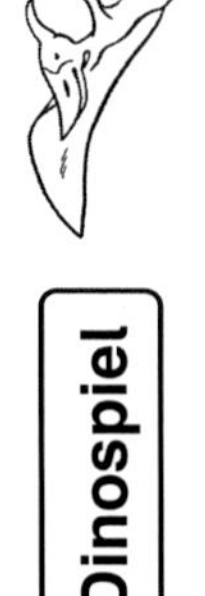

Dinospiel

BVK • Sonja Thoenes: Mundmotorik-Training rund um die Zischlaute & Co.

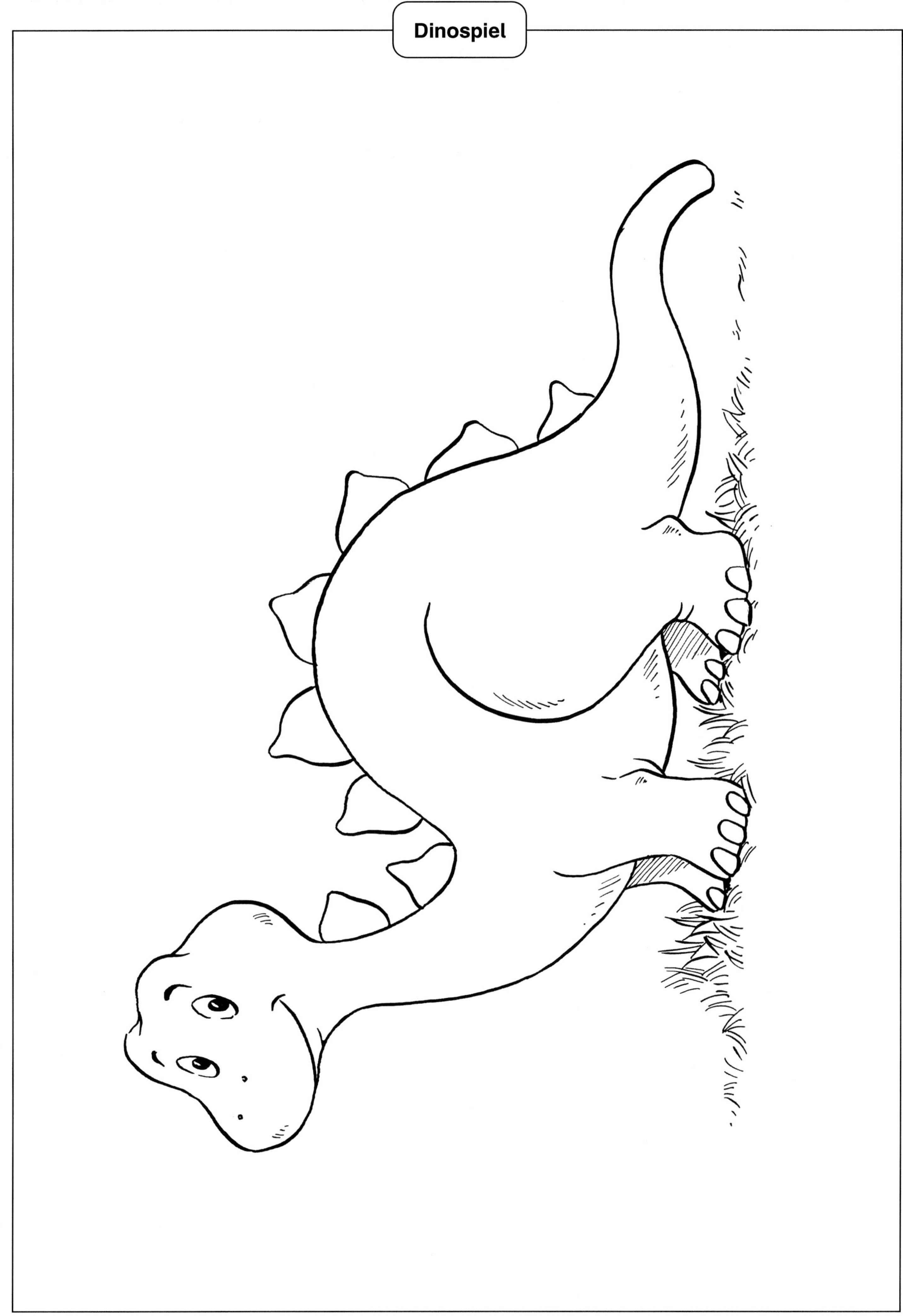

Die Pferde waren den ganzen Tag auf der Weide. Nun laufen sie in den Stall, um sich auszuruhen und etwas Leckeres zu fressen. Mal sehen, was sie alles bekommen.

- Die Pferde ausschneiden und zu gleicher Zahl aufteilen. Die Spieler würfeln abwechselnd. Ein Pferd mit dem Trinkhalm ansaugen und entsprechend der Augenzahl neben dem Futterstück ablegen.
- Bei jedem Würfelbild dürfen nur maximal 2 Pferde abgelegt werden – dann ist das Futter schon aufgefressen. In diesem Fall muss man aussetzen und der andere Spieler ist an der Reihe.

Das Spiel wird sprachlich begleitet, zum Beispiel mit **„Mein Pferd frisst gerne Möhren.“ …**

Mögliche sprachliche Begleitung / Betonung für die Übung spezieller Ziellaute:

– bei dem Ziellaut **/ s /:** „Mein Pferd fri**ss**t am lieb**s**ten **Z**ucker.“
– bei dem Ziellaut **/ f /:** „Mein P**f**erd **f**risst gerne Heu.“
– bei dem Ziellaut **/ ch /:** „**Ich** gebe meinem Pferd etwas Brot.“
– bei dem Ziellaut **/ k /:** „Mein Pferd be**k**ommt le**ck**ere Äpfel.“

Material: Vorlagen – Schere – Würfel – Trinkhalme

Notiz

Pferdespiel

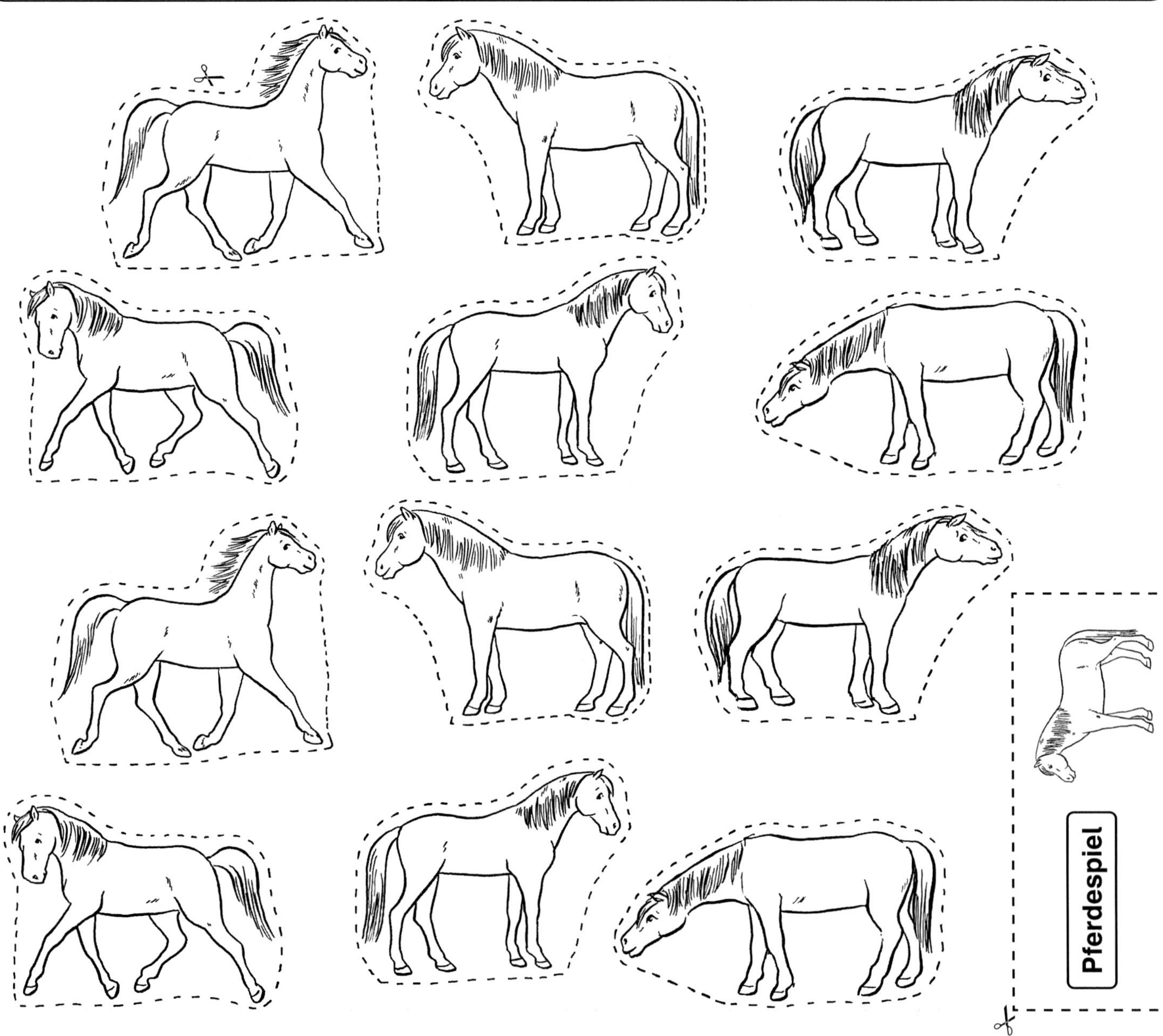

BVK • Sonja Thoenes: Mundmotorik-Training rund um die Zischlaute & Co.

Pferdespiel

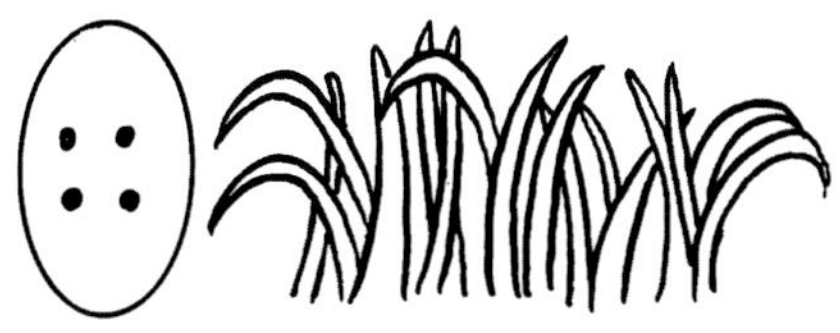

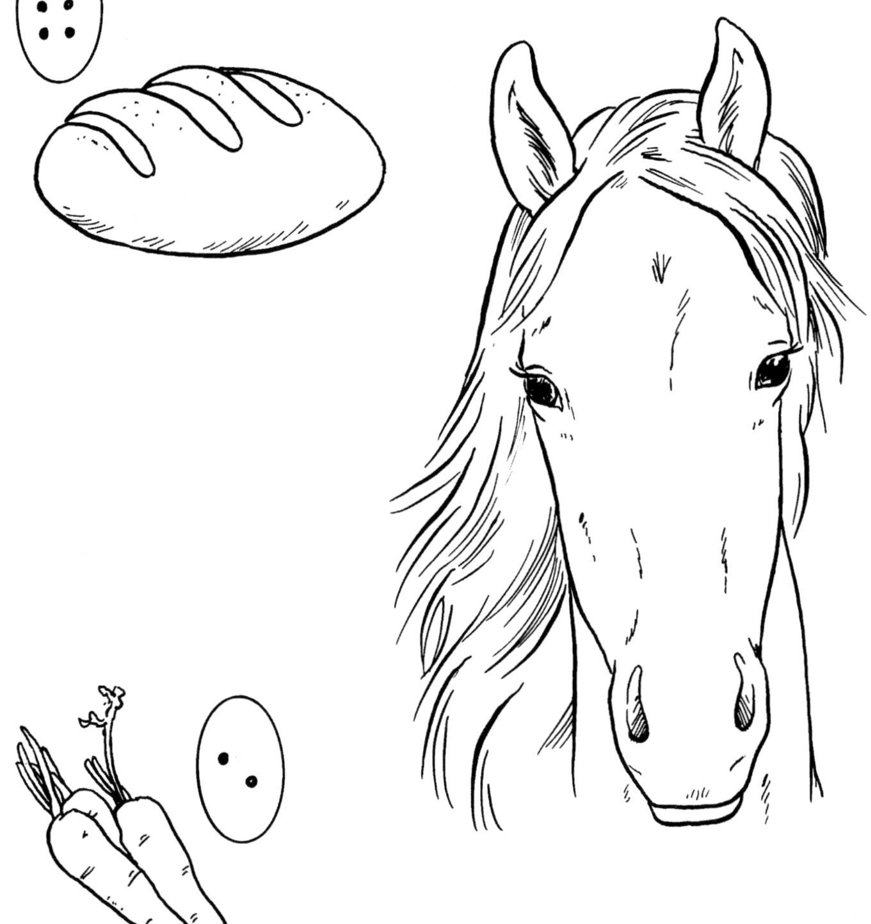

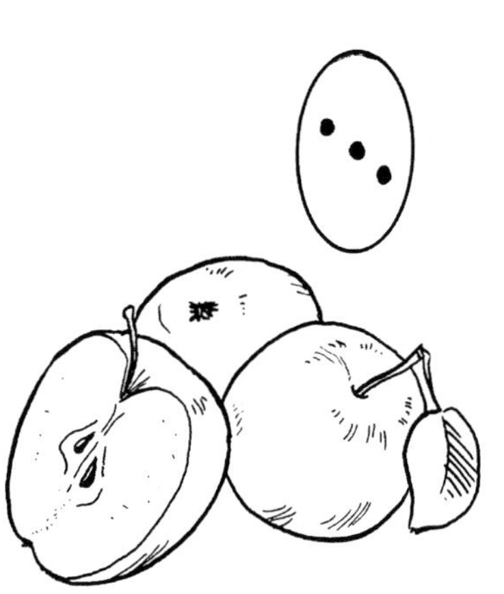

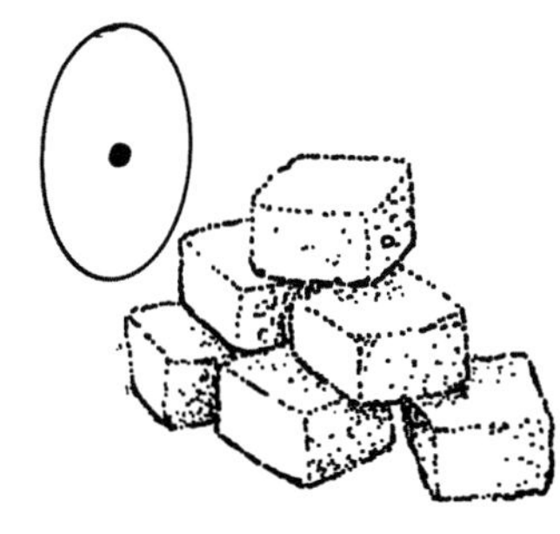

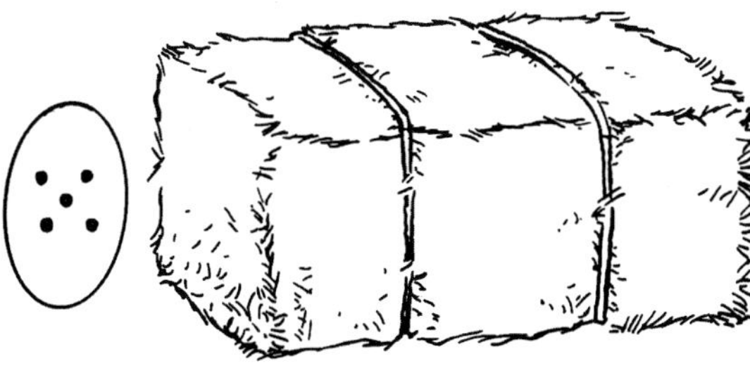

Zum Geburtstag ist der Clown Schoki eingeladen. Zur Feier verteilt er Luftballons und Geschenke, die wir ihm aber alle erst noch geben müssen.

- Luftballons und Geschenke werden ausgeschnitten und dem Kind gegeben.
- Der Anleiter/Therapeut bestreicht einen Punkt mit Kleber. Das Kind saugt entweder einen Ballon oder ein Geschenk mit dem Trinkhalm an und legt es auf dem Punkt ab oder es pustet entsprechend einen Ballon oder ein Geschenk mit dem Trinkhalm vom Stern aus auf den Punkt.
  Den Ballon oder das Geschenk dann andrücken.

Das Spiel wird sprachlich begleitet, zum Beispiel mit **„Schoki bekommt einen Ballon.“ …**

Mögliche sprachliche Begleitung/Betonung für die Übung spezieller Ziellaute:

– bei dem Ziellaut **/sch/:** „Ich gebe **Sch**oki ein Ge**sch**enk.“
– bei dem Ziellaut **/ch/:** „**Ich** puste den Ballon auf das Bild.“
– bei dem Ziellaut **/k/:** „Ich schen**k**e dem **C**lown ein Geschen**k.“**
– bei dem Ziellaut **/g/:** „Ich **g**ebe dem Clown ein **G**eschenk.“

Material: Vorlagen – Schere – Kleber – Trinkhalme

Notiz

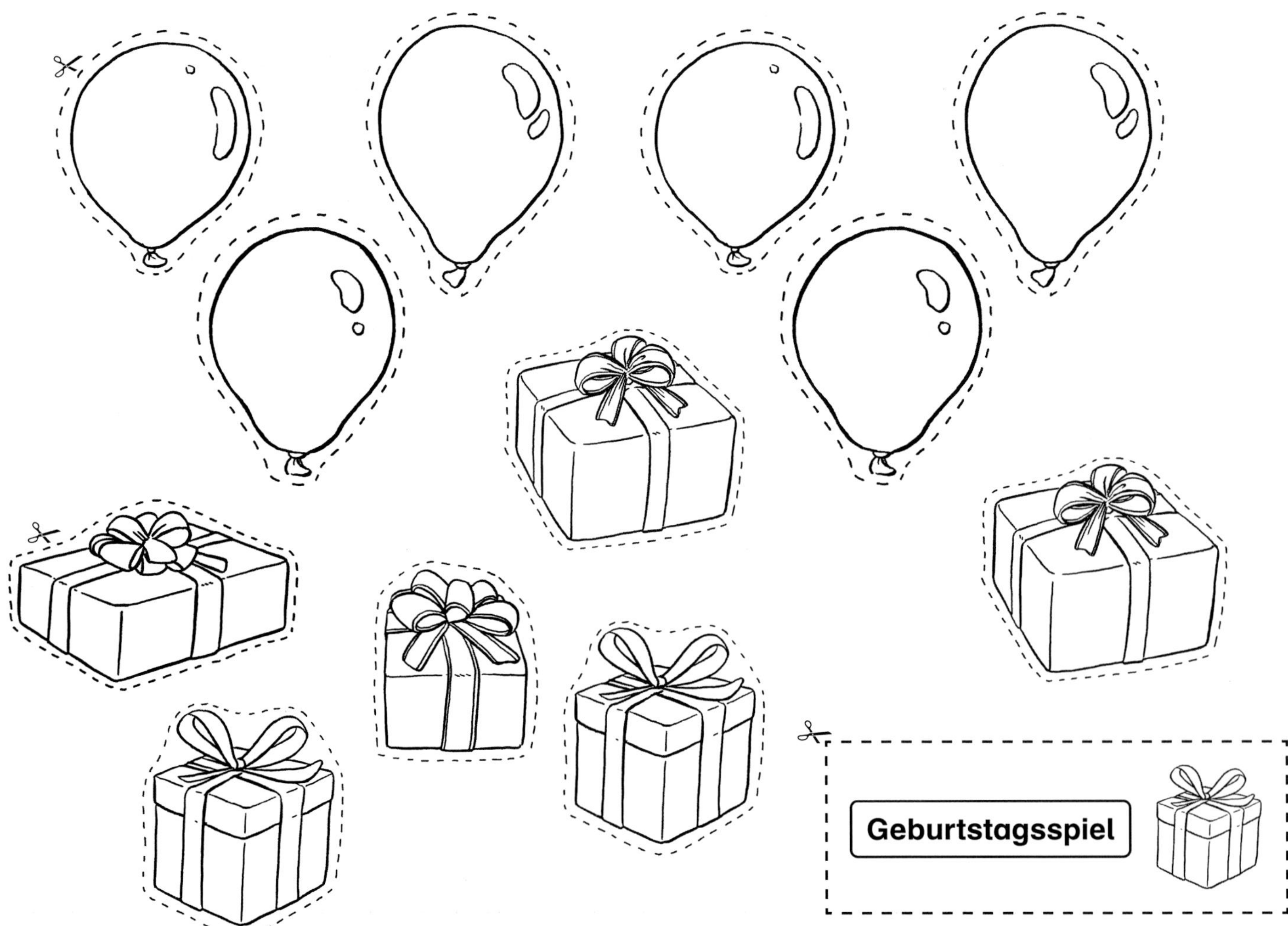

Geburtstagsspiel

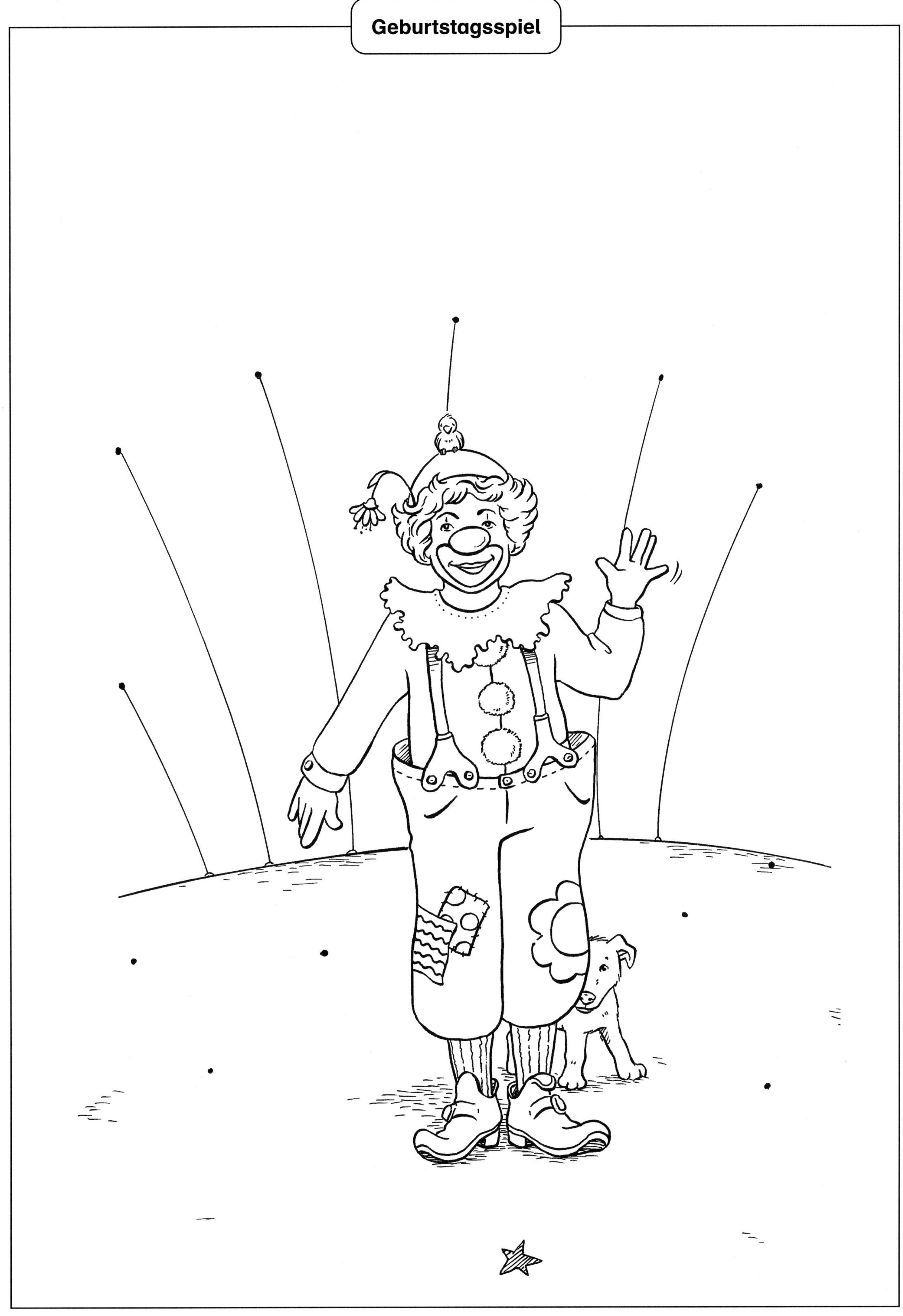

Die kleinen Hexen haben Ferien und treffen sich am Hexenhaus, um ihre neuen Besen auszuprobieren.

- Hexen ausschneiden und zu gleicher Zahl aufteilen (von 1 – 6). Abwechselnd würfeln und entsprechend der Augenzahl einen Hexe mit dem Trinkhalm ansaugen und neben dem entsprechenden Würfelbild ablegen.
- Bei jedem Würfelbild dürfen nur maximal zwei Hexen abgelegt werden. Wenn dort schon zwei Hexen liegen, muss man aussetzen und der andere Spieler ist an der Reihe.

Das Spiel wird sprachlich begleitet, zum Beispiel mit **„Die Hexe fliegt neben das Haus.“ …**

Mögliche sprachliche Begleitung / Betonung für die Übung spezieller Ziellaute:

– bei dem Ziellaut **/ sch /:** „Meine **sch**nelle Hexe fliegt auf das Dach.“
– bei dem Ziellaut **/ ch /:** „**Ich** lasse meine Hexe neben den Busch fliegen.“
– bei dem Ziellaut **/ f /:** „Die **f**linke Hexe **f**liegt hinter den Hasen.“
– bei dem Ziellaut **/ k /:** „Meine **k**leine Hexe verste**ck**t sich auf der Wiese.“

Vor dem Ansaugen mit dem Trinkhalm kann auch immer das lustige „Hexengeräusch“ / ch_1 / vom Kind oder gemeinsam mit dem Anleiter artikuliert werden (ch_1 = ch, wie z. B. in „ich“).

Material: Vorlagen – Schere – Würfel – Trinkhalme

Notiz

Hexenhausspiel

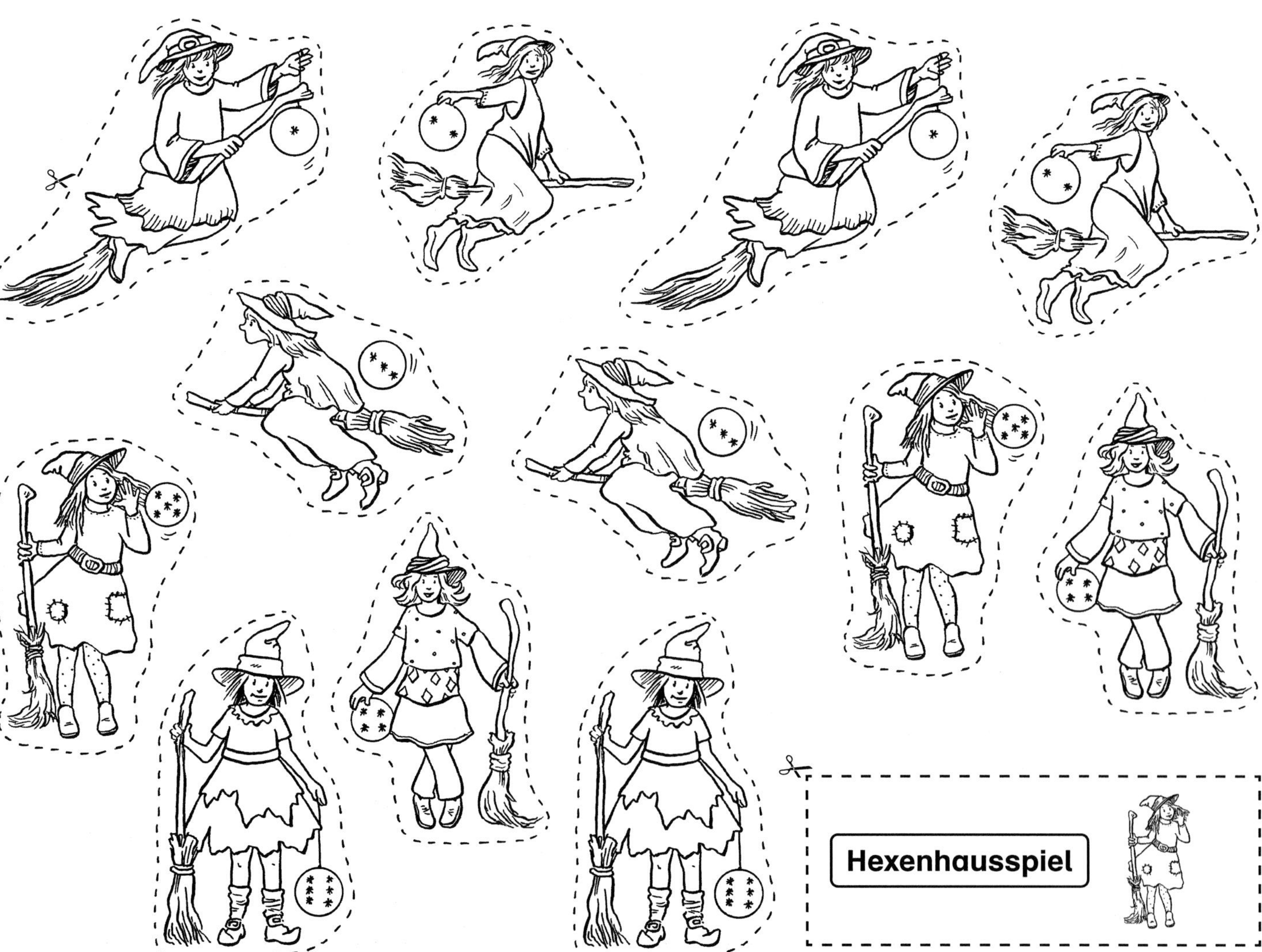

Hexenhausspiel

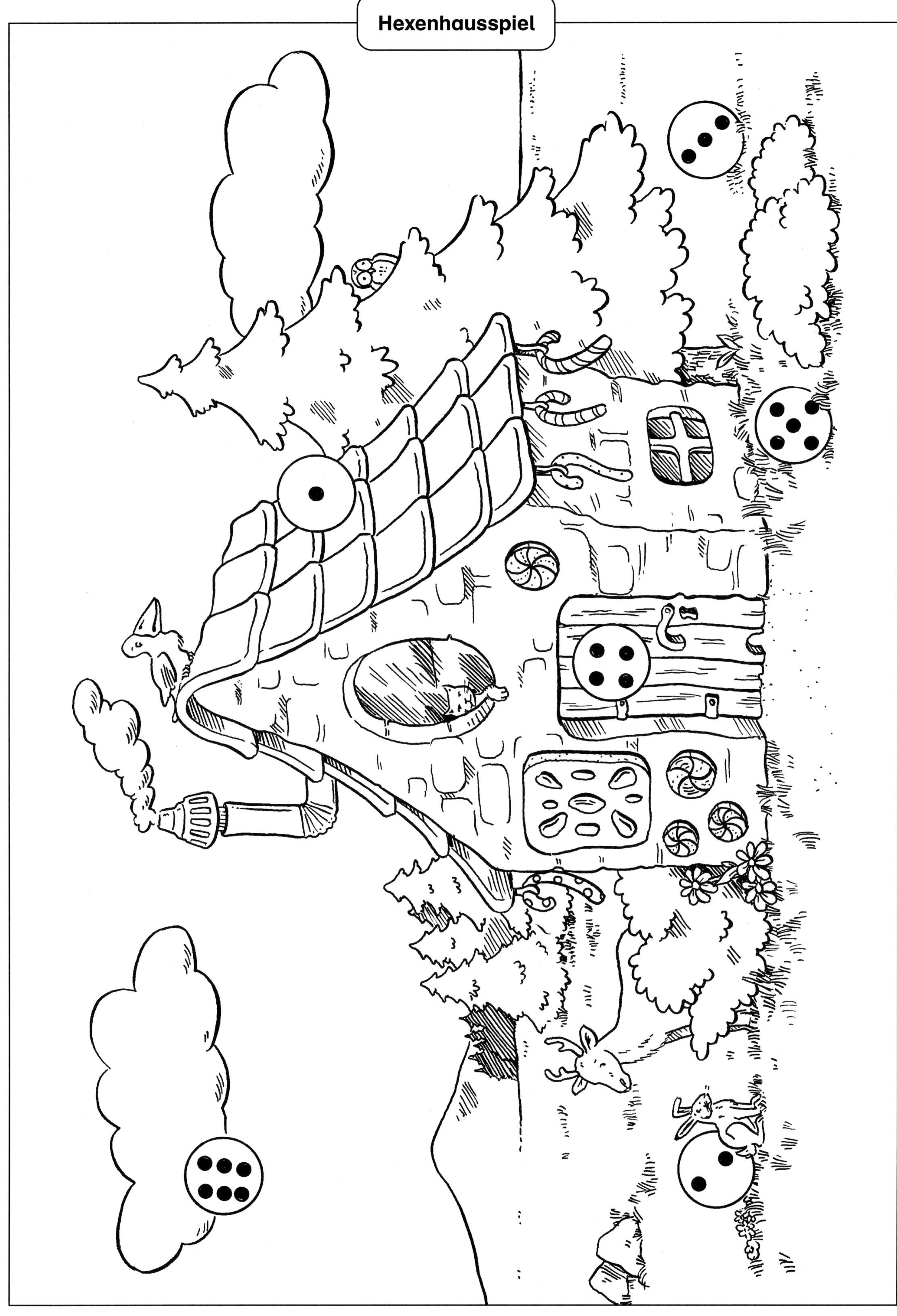

Die kleinen Schildkröten möchten gerne die große Schildkröte auf der Wiese nebenan besuchen.

- Jeder Spieler bekommt 5 Schildkröten mit den Würfelpunkten von 1 bis 5. Abwechselnd würfeln, entsprechend mit dem Trinkhalm ansaugen und auf dem Bild ablegen. Wenn man eine 6 würfelt, darf man eine Schildkröte vom großen Bild mit dem Trinkhalm wegnehmen und dem anderen Spieler geben.

Das Spiel wird sprachlich begleitet, zum Beispiel mit **„Meine Schildkröte besucht die große Schildkröte.“ …**

Mögliche sprachliche Begleitung / Betonung für die Übung spezieller Ziellaute:

– bei dem Ziellaut **/ s /:** „Meine Schildkröte be**s**ucht die gro**ß**e Schildkröte.“
– bei dem Ziellaut **/ sch /:** „Meine **Sch**ildkröte läuft auf die Wiese.“
– bei dem Ziellaut **/ f /:** „Die Schildkröte läu**f**t auf die Wiese.“
– bei dem Ziellaut **/ k /:** „Meine **k**leine Schild**k**röte besucht die große Schild**k**röte.“

Material: Vorlagen – Schere – Würfel – Trinkhalme

Notiz

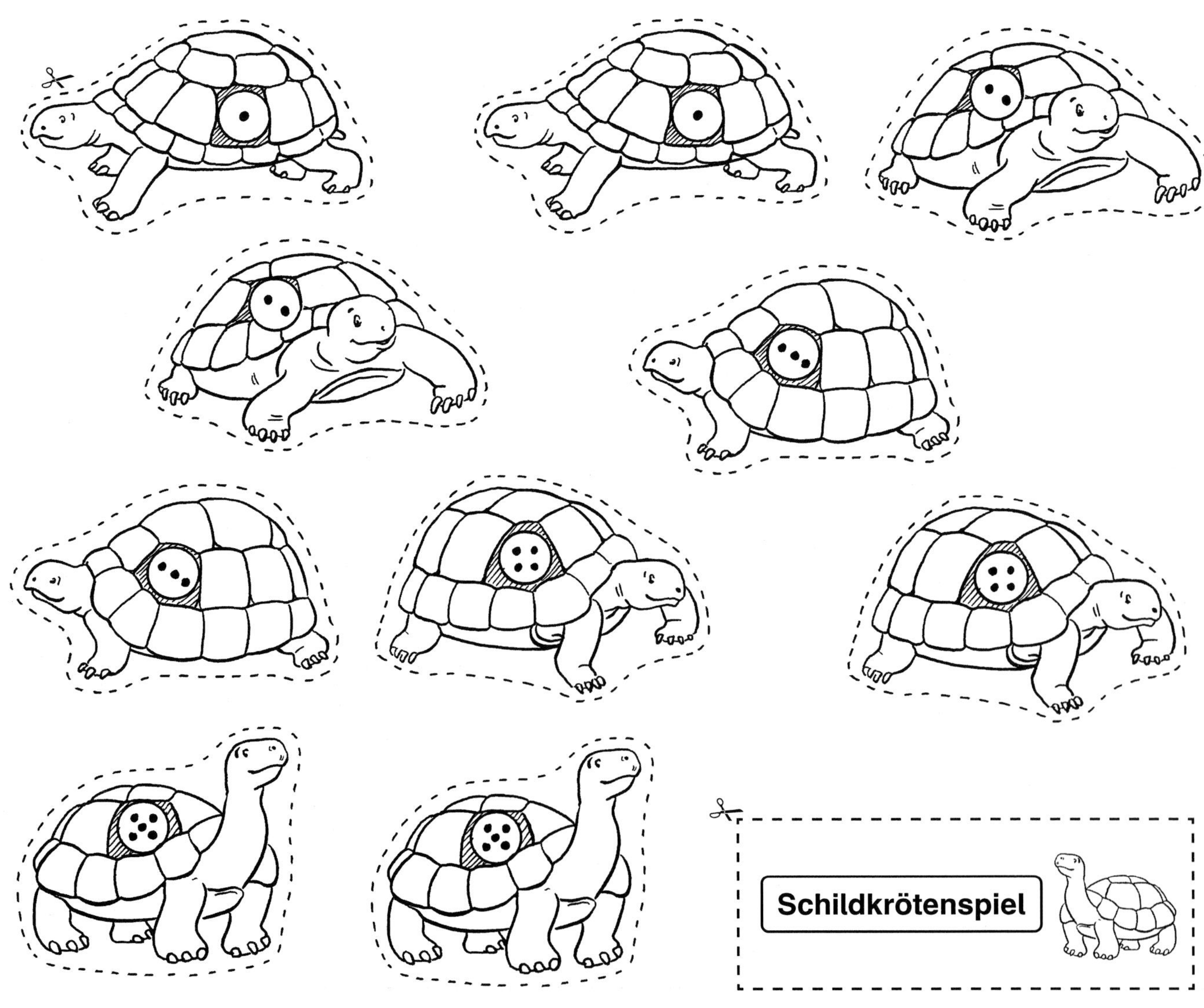

Schildkrötenspiel

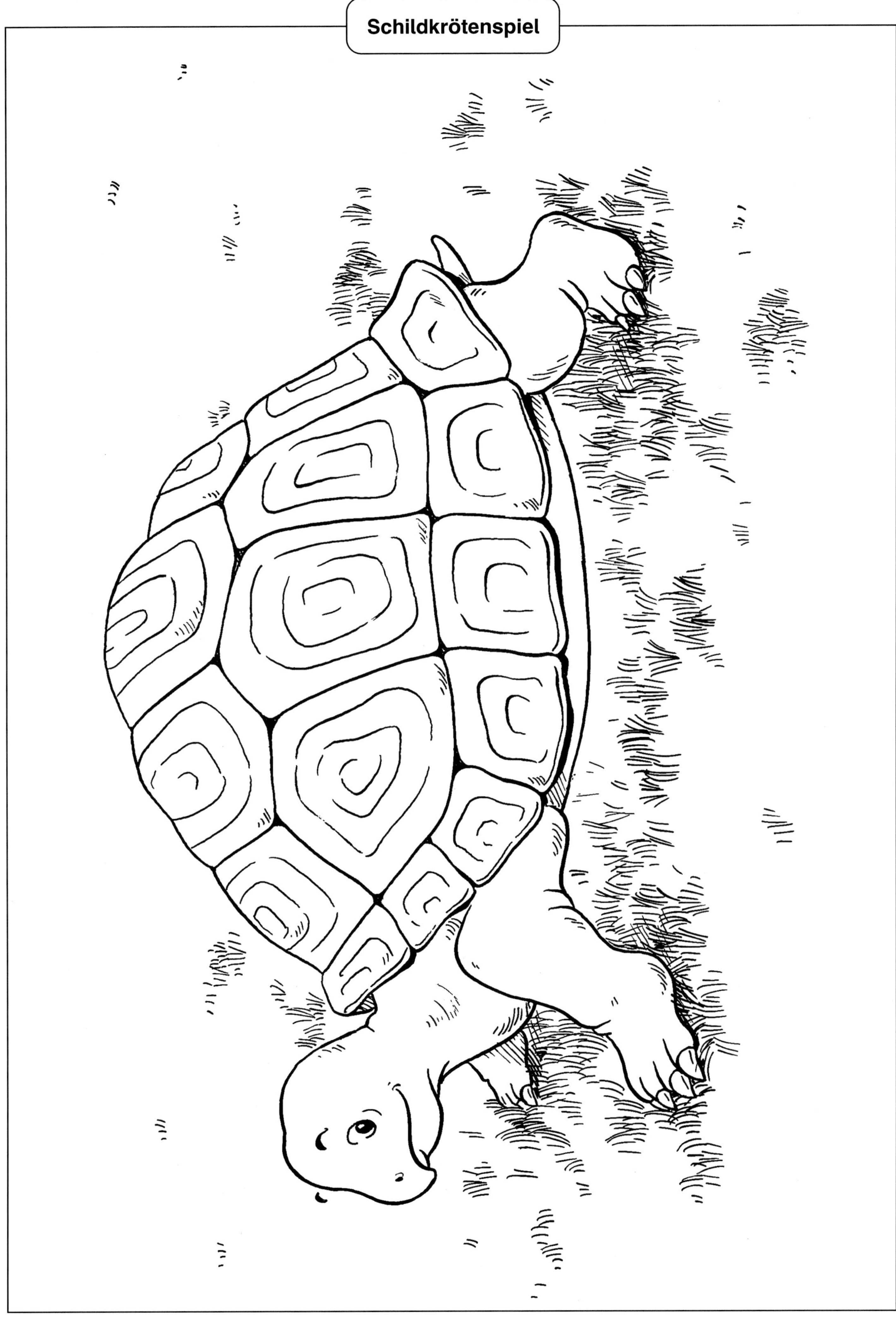

Der Wind weht so stark, dass er einige Blätter von den Bäumen pustet.

- Die Blätter werden ausgeschnitten. Das Kind erhält alle Blätter.
- Der Anleiter/Therapeut bestreicht einen Kreisel auf dem Bild mit Kleber.
  a) Das Kind pustet ein Blatt vom Papierrand aus mit dem Trinkhalm auf den Punkt und drückt es an oder
  b) das Kind saugt ein Blatt mit dem Trinkhalm an und legt es auf dem Kreisel ab.

Das Spiel wird sprachlich begleitet, zum Beispiel mit **„Mein Blatt fällt vom Baum." …**

Mögliche sprachliche Begleitung/Betonung für die Übung spezieller Ziellaute:

– bei dem Ziellaut **/sch/:** „Ein **sch**önes Blatt fliegt **sch**nell vom Baum."
– bei dem Ziellaut **/w/:** „Der **W**ind **w**eht das Blatt vom Baum."
– bei dem Ziellaut **/f/:** „Ein Blatt **f**liegt durch die Lu**f**t."

Vor dem Ansaugen kann das „Windgeräusch" **/f/** vom Kind oder gemeinsam mit dem Anleiter artikuliert werden.

Material: Vorlagen – Schere – Kleber – Trinkhalm

Notiz

Baumwindspiel

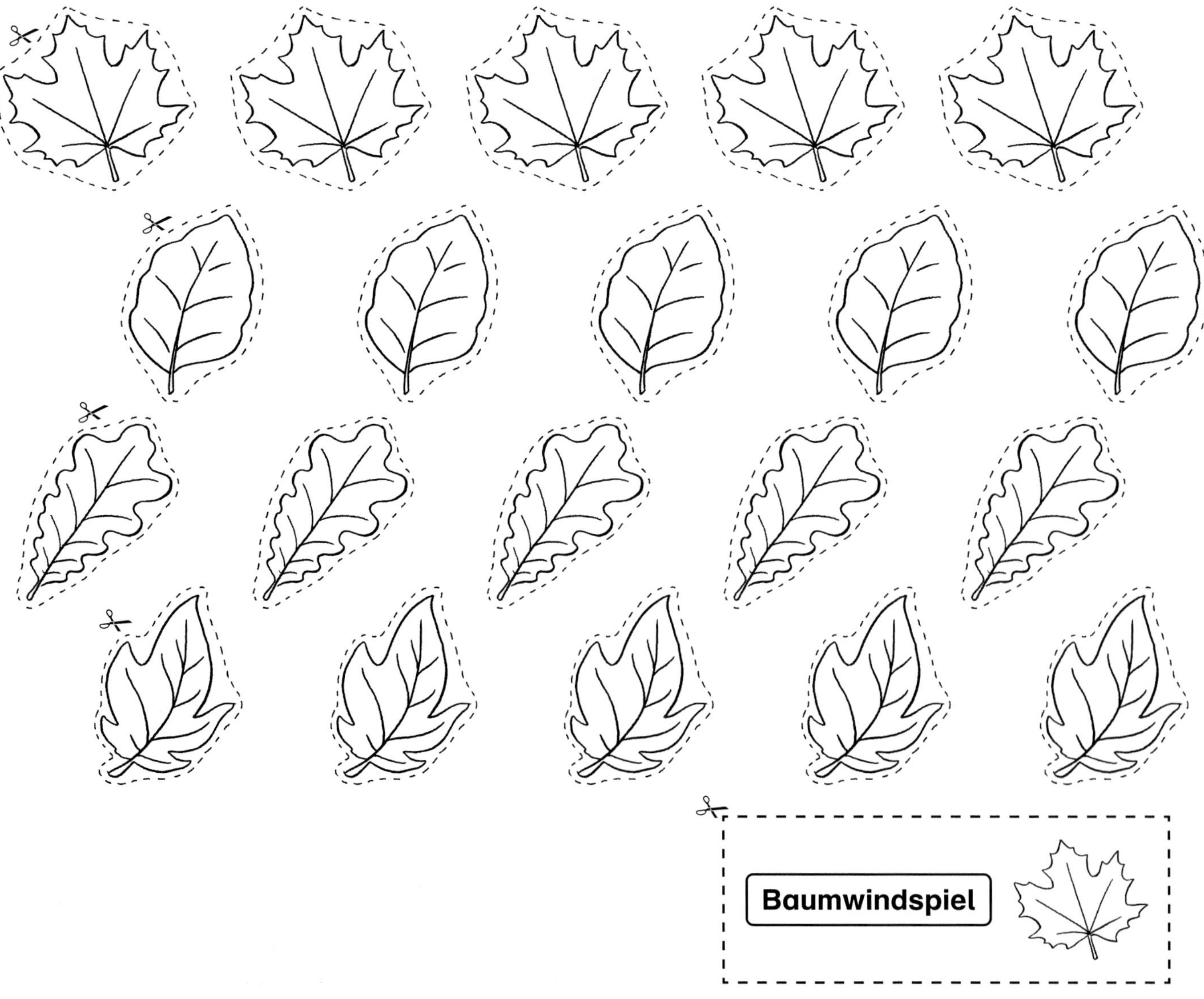

Baumwindspiel

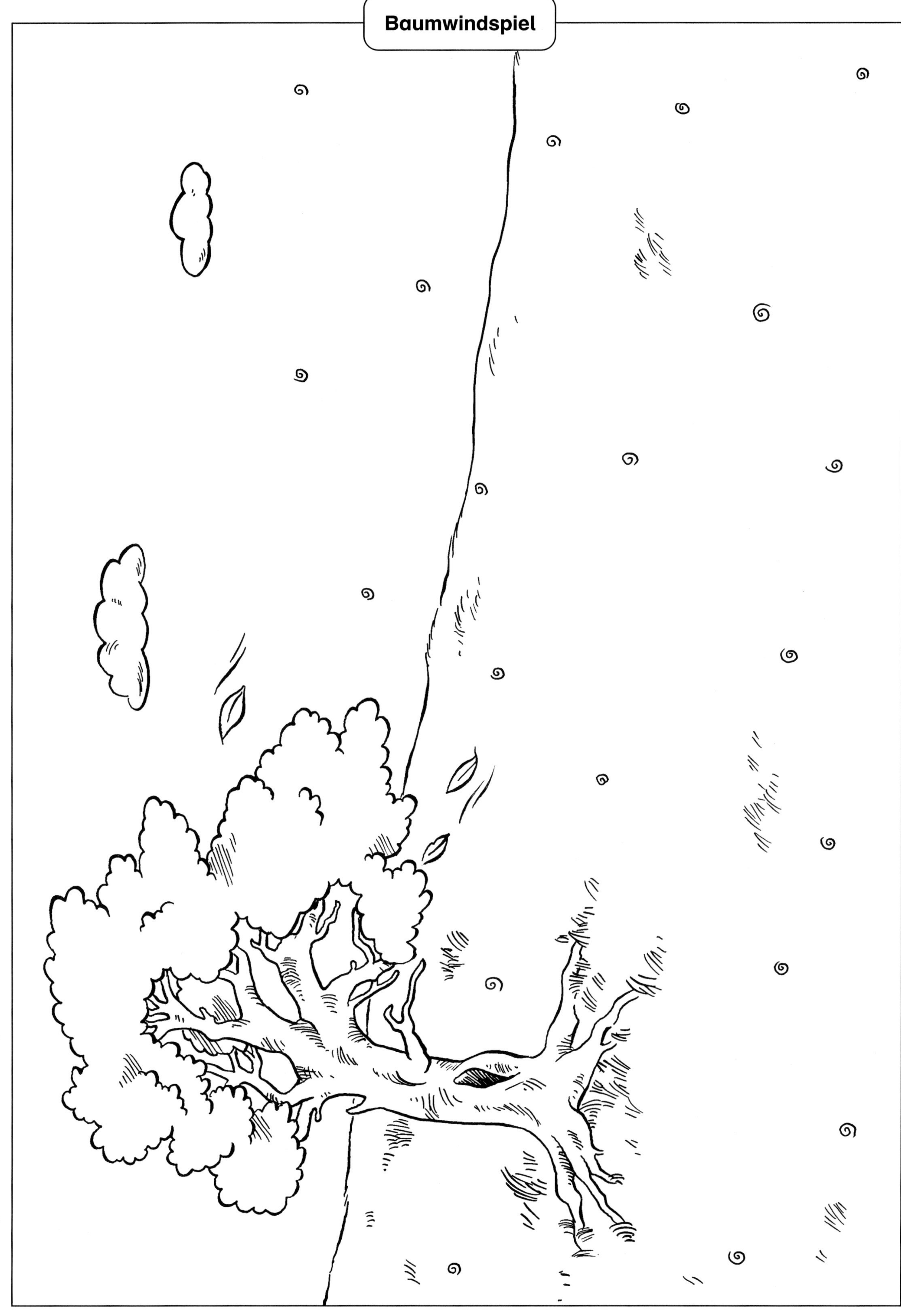

Der Zauberer braucht für seinen Trick noch die Sterne aus seiner Schatzkiste. Helfen wir ihm einfach dabei, die Sterne aus der Schatzkiste zu holen.

- Die Sterne werden ausgeschnitten und an der Falzlinie geknickt.
- Ein Spieler bekommt die Sterne mit den 5 Zacken, ein Spieler die Sterne mit den 7 Zacken. Die Sterne werden an der Falzlinie geknickt. Die Schatztruhe wird an der fett gedruckten Linie eingeschnitten und an der Falzlinie hochgeklappt (s. Skizze).
- Abwechselnd wird je ein Stern auf den unteren Stern auf dem großen Bild gestellt und von dort aus in den Koffer gepustet. Sollte der Stern vom Spiel neben die Schatztruhe gepustet werden oder umfallen, muss der Spieler aussetzen.

Das Spiel wird sprachlich begleitet, zum Beispiel mit **„Ich puste einen Stern in die Kiste." …**

Mögliche sprachliche Begleitung / Betonung für die Übung spezieller Ziellaute:

– bei dem Ziellaut **/ s /:** „Ich pu**s**te einen Stern in die Schatzki**s**te."
– bei dem Ziellaut **/ sch /:** „Ich puste einen **sch**önen **St**ern in die **Sch**atztruhe."
– bei dem Ziellaut **/ ch /:** „**Ich** puste glei**ch** einen Stern in die Kiste."
– bei dem Ziellaut **/ k /:** „Ein Stern fliegt in die **K**iste."

Material: Vorlagen – Schere

Notiz

Schatztruhenspiel

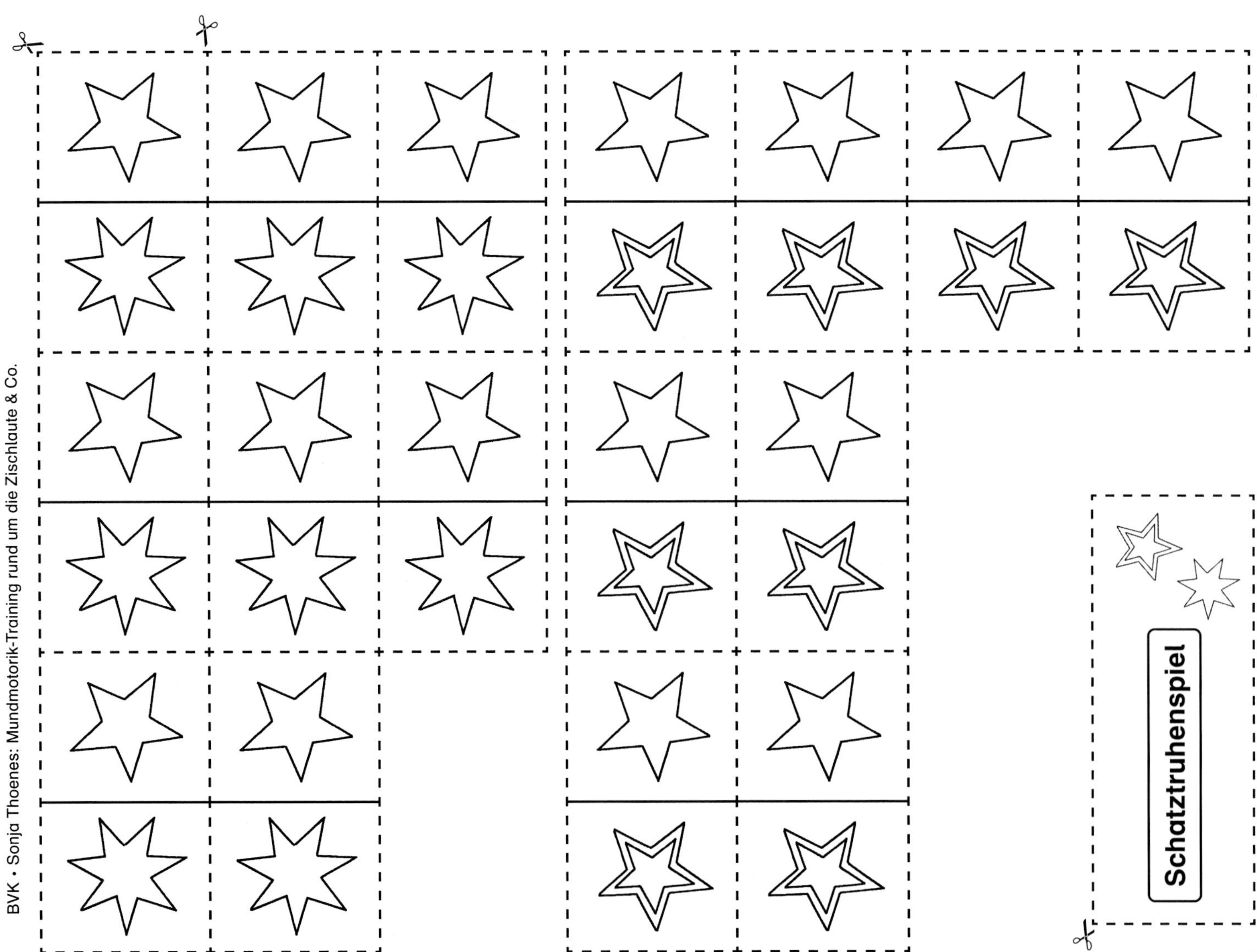

BVK • Sonja Thoenes: Mundmotorik-Training rund um die Zischlaute & Co.

Schatztruhenspiel

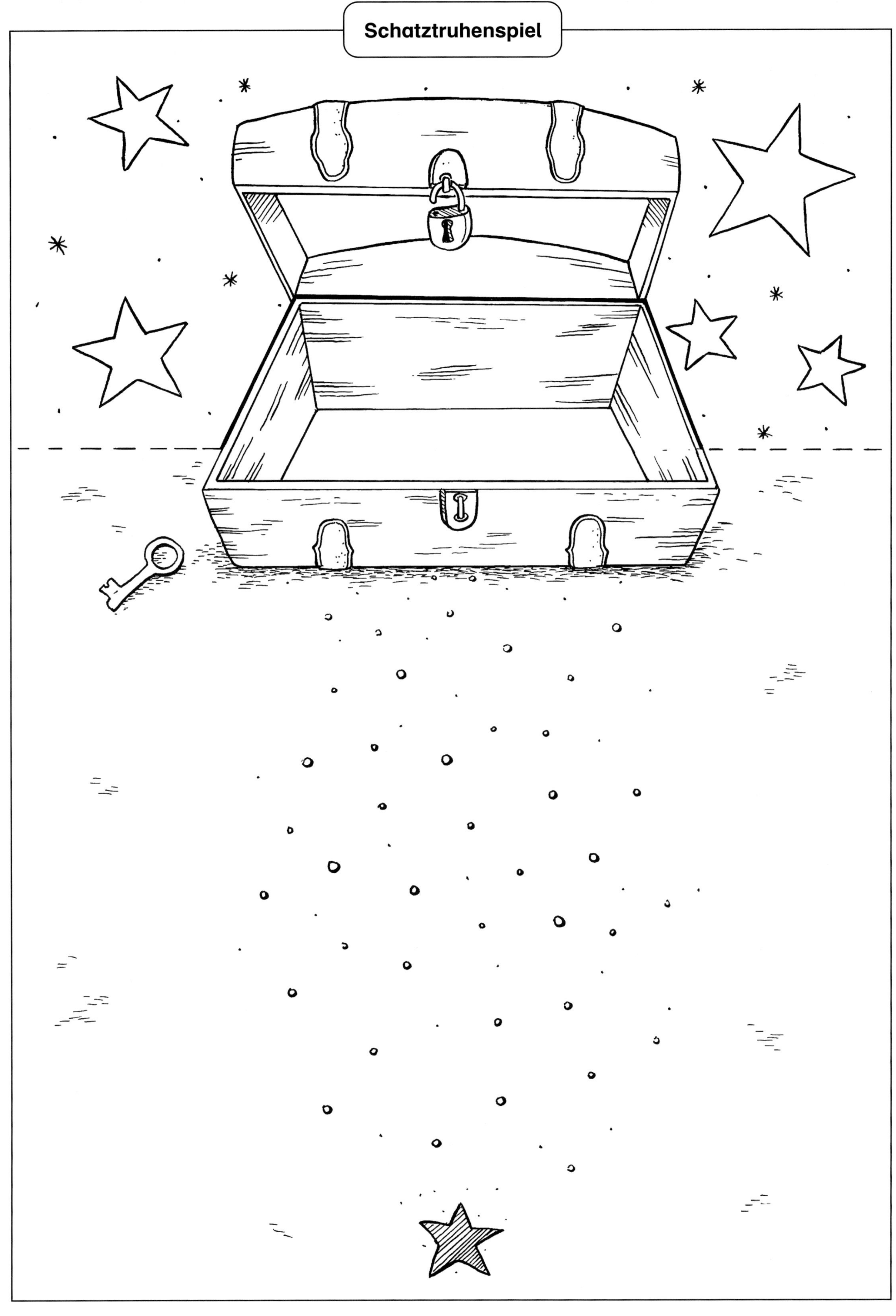

Lea und Mika möchten bei dem tollen Wetter wandern gehen. Mal sehen, wie weit sie heute kommen.

- Die Personenkärtchen werden ausgeschnitten und an der Falzlinie geknickt. Jeder Spieler erhält eine Spielfigur. Die Würfelkärtchen werden ausgeschnitten, zu gleicher Anzahl verteilt und vor sich abgelegt. Anschließend wird noch das Spielfeld ausgeschnitten und, wie auf der Skizze dargestellt, gefalzt.
- Nun wird die eigene Spielfigur auf den Startpfeil gestellt und die Wanderung geht los.
  Es wird vorsichtig abwechselnd gepustet. Je nachdem, auf welchem Würfelfeld die Figur stehen bleibt, wird eine Würfelkarte von dem eigenem Stapel zur Seite gelegt / umgedreht. Fällt die Spielfigur um oder wird sie über den Weg hinausgepustet, ist der andere Spieler an der Reihe.
- Es wird so lange abwechselnd gepustet, bis jeder Spieler seine Spielfigur jeweils auf jedes Würfelfeld gepustet wurde und somit alle sechs Würfelkärtchen zur Seite gelegt umgedreht wurden.

Das Spiel wird sprachlich begleitet, zum Beispiel mit **„Lea wandert auf dem Weg." …**

Mögliche sprachliche Begleitung / Betonung für die Übung spezieller Ziellaute:

– bei dem Ziellaut **/ s /:** „Mika **i**s**t** bi**s** **z**ur drei gegangen."
– bei dem Ziellaut **/ ch /:** „**Ich** habe Mika auf die drei gespustet."
– bei dem Ziellaut **/ w /:** „Lea **w**andert auf dem **W**eg."
– bei dem Ziellaut **/ g /:** „Mika ist heute bis zur eins **geg**angen."

Material: Vorlagen – Schere – Würfel – Trinkhalme

Notiz

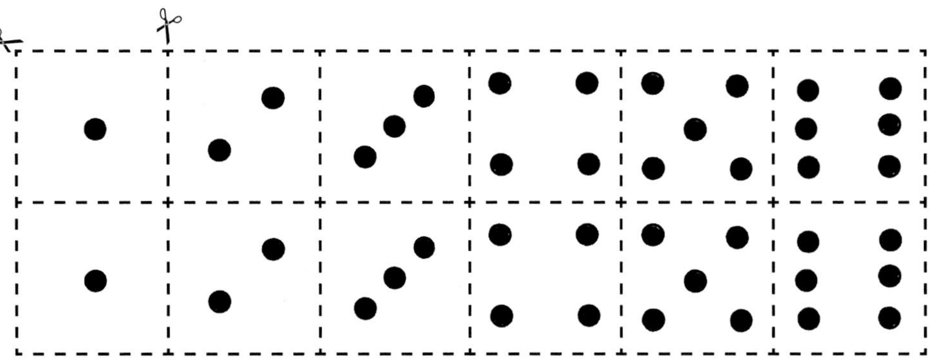

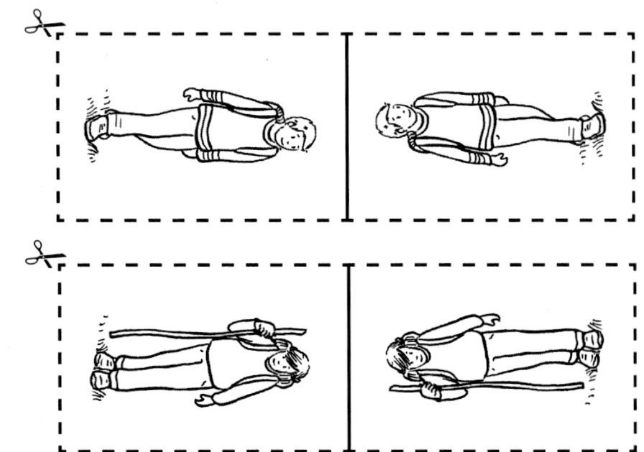

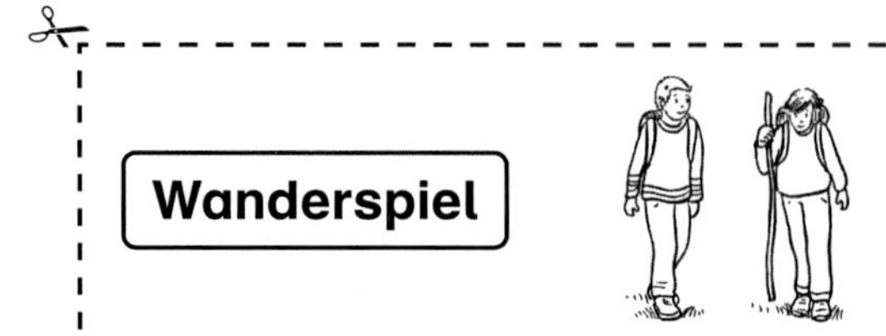

Wanderspiel

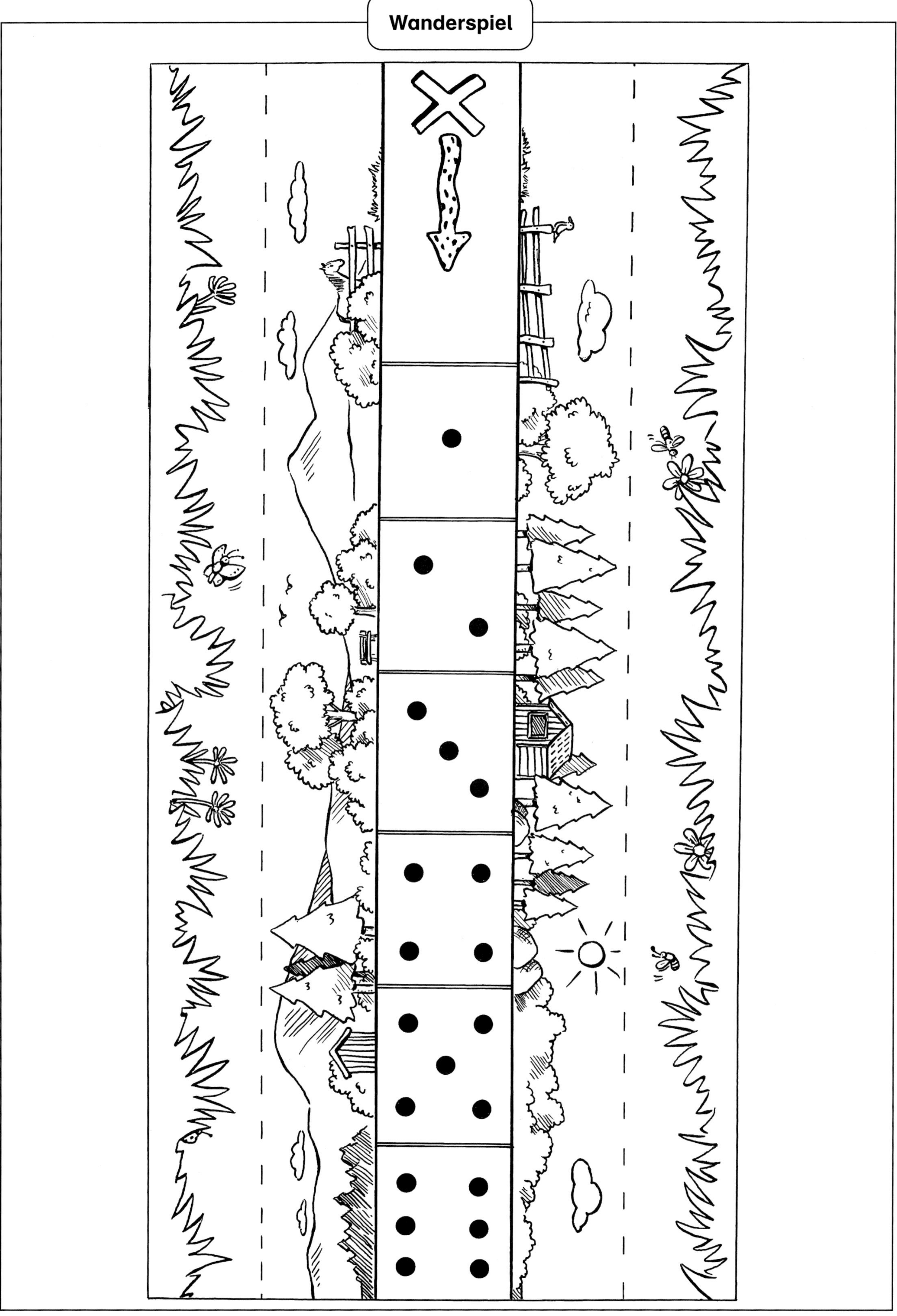

4-Wochen-Übungsplan
für zu Hause

Datum
☺ geschafft ☹ nicht geschafft

Montag	Dienstag	Mittwoch	Donnerstag	Freitag	Samstag	Sonntag